中医名家名师讲稿丛书

第三辑

张伯讷中医学基础讲稿

张伯讷　著

李其忠　朱抗美　整理

人民卫生出版社

图书在版编目（CIP）数据

张伯讷中医学基础讲稿 / 李其忠等整理 . —北京：
人民卫生出版社，2009.12
ISBN 978-7-117-12324-2

Ⅰ . 张… Ⅱ . 李… Ⅲ . 中医医学基础—研究
Ⅳ . R22

中国版本图书馆 CIP 数据核字（2009）第 204717 号

人卫智网	www.ipmph.com	医学教育、学术、考试、健康，购书智慧智能综合服务平台
人卫官网	www.pmph.com	人卫官方资讯发布平台

张伯讷中医学基础讲稿

整　　理：李其忠　朱抗美
出版发行：人民卫生出版社（中继线 010-59780011）
地　　址：北京市朝阳区潘家园南里 19 号
邮　　编：100021
E - mail：pmph @ pmph.com
购书热线：010-59787592　010-59787584　010-65264830
印　　刷：北京汇林印务有限公司
经　　销：新华书店
开　　本：710×1000　1/16　印张：13.25
字　　数：191 千字
版　　次：2009 年 12 月第 1 版　2024 年 12 月第 1 版第 5 次印刷
标准书号：ISBN 978-7-117-12324-2
定　　价：30.00 元
打击盗版举报电话：010-59787491　E-mail：WQ @ pmph.com
（凡属印装质量问题请与本社市场营销中心联系退换）

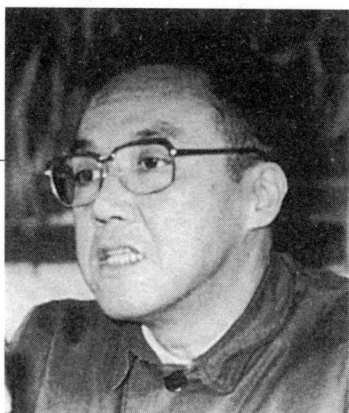

张伯讷简介

张伯讷(1929—1994)，名存录，上海市人，中共党员，上海中医药大学教授。张伯讷教授为沪上著名中医张骧云的曾孙。自少年始，孜孜习医，继承家学。参加工作后，曾任上海市第十一人民医院及上海曙光医院研究室主任。1964年调入上海中医学院院本部，历任伤寒温病教研室主任、中医基础理论教研室主任、基础医学部副主任。1981—1985年，任上海中医学院副院长，分管教学工作，并担任学校专家委员会副主任、卫生部药品评审委员会委员、上海市药品评审委员会副主任委员、中华中医学会理事、中医学会上海分会内科委员会副主任、《中医年鉴》主编等职。

张伯讷教授曾与金寿山教授首创"中医学基础"这一新学科，主持编写各种层次的中医学基础相关教材和教学参考书，致力于中医基础学科的建设，为上海中医药大学该学科被确定为国家中医药管理局和上海市高教局重点学科作出了重要贡献。1978年以来，先后培养了博士、硕士研究生三十余名，主持多项科研课题的研究工作，其中"二仙汤及其拆方对大鼠下丘脑—垂体—性腺轴作用的实验研究"获得1993年国家中医药管理局科技进步一等奖。曾先后获得全国青年社会主义建设积极分子、上海市文教战线先进工作者和上海市劳动模范等称号，并享受国务院政府特殊津贴。

出版者的话

自20世纪50年代始,我国高等中医药院校相继成立,与之相适应的高等中医教育事业蓬勃发展,中医发展史也掀开了崭新的一页,一批造诣精湛、颇孚众望的中医药学专家满怀振兴中医事业的豪情登上讲坛,承担起传道、授业、解惑的历史重任。他们钻研学术,治学严谨;提携后学,不遗余力,围绕中医药各学科的建设和发展,充分展示自己的专业所长,又能结合学生的认识水平和理解能力,深入研究中医教学规律和教学手段,在数十年的教学生涯中,逐渐形成了自己独特的风格,同时,在不断的教学相长的过程中,他们学养日深,影响日广,声誉日隆,成为中医各学科的学术带头人,中医教育能有今日之盛,他们居功甚伟,而能够得到各位著名专家的教诲,也成为莘莘学子的渴望,他们当年讲课的课堂笔记,也被后学者视为圭臬,受用无穷。

随着中医事业日新月异地发展,中医教育上升到新台阶。当今的中医院校中,又涌现出一大批优秀教师。他们继承了老一辈中医学家的丰富经验,又具有现代的中医知识,成为当今中医教学的领军人物。他们的讲稿有着时代的气息和鲜明的特点,沉淀了他们多年的学术思想和研究成果。

由于地域等原因的限制,能够亲耳聆听名家、名师授课的学生毕竟是少数。为了惠及更多的中医人,我们策划了"中医名家名师讲稿丛书",分辑陆续出版,旨在使后人学有所宗。

第一辑(共13种):

《任应秋中医各家学说讲稿》　　　　《任应秋内经研习拓导讲稿》

《刘渡舟伤寒论讲稿》　　　　　　　《李今庸金匮要略讲稿》

《凌耀星内经讲稿》　　　　　　　　《印会河中医学基础讲稿》

《程士德中医学基础讲稿》　　　　　《王绵之方剂学讲稿》

《王洪图内经讲稿》　　　　　　　　《李德新中医基础理论讲稿》

《刘景源温病学讲稿》　　　　　　　《郝万山伤寒论讲稿》

《连建伟金匮要略方论讲稿》

第二辑(共8种):

《孟澍江温病学讲稿》　　　　　　　《颜正华中药学讲稿》

《周仲瑛内科学讲稿》　　　　　　　《李鼎针灸文献讲稿》

《张家礼金匮要略讲稿》　　　　《费兆馥中医诊断学讲稿》

《邓中甲方剂学讲稿》　　　　　《张之文温病学讲稿》

第三辑(共 12 种)：

《张伯讷中医学基础讲稿》　　　《李培生伤寒论讲稿》

《陈亦人伤寒论讲稿》　　　　　《罗元恺妇科学讲稿》

《李飞方剂学讲稿》　　　　　　《孟景春内经讲稿》

《王灿晖温病学讲稿》　　　　　《杨长森针灸学讲稿》

《刘燕池中医基础理论讲稿》　　《张廷模临床中药学讲稿》

《王庆其内经讲稿》　　　　　　《王永炎中医脑病学讲稿》

　　丛书突出以下特点：一是权威性。入选名家均是中医各学科的创始人或重要的奠基者，在中医界享有盛誉；同时又具有多年丰富的教学经验，讲稿也是其数十载教学生涯的积淀。入选名师均是全国中医药院校知名的优秀教师，具有丰富的教学经验，是本学科的学术带头人，有较高知名度。二是完整性。课程自始至终，均由专家们一人讲授。三是思想性。讲稿围绕教材又高于教材，专家的学术理论一以贯之，在一定程度上可视为充分反映其独特思想的专著。四是实践性。各位专家都有丰富的临床经验，理论与实践的完美结合能给读者以学以致用的动力。五是可读性。讲稿是讲课实录的再提高，最大限度地体现了专家们的授课思路和语言风格，使读者有一种亲切感。同时对于课程的重点和难点阐述深透，对读者加深理解颇有裨益。

　　在组稿过程中，我们得到了来自各方面的大力支持，许多专家虽年事已高，但均能躬身参与，稿凡数易；相关高校领导也极为重视，提供了必要的条件。在此，对老专家们的亲临指导、对整理者所付出的艰辛努力以及各校领导的大力支持，深表钦佩，并致以诚挚的谢意。

人民卫生出版社

2008 年 12 月

2

我心中永远的丰碑
——含泪忆恩师（代前言）

在庆祝第 25 届教师节之际，不禁缅怀恩师张伯讷教授，其音容笑貌，历历在目，其谆谆教诲，犹在耳侧。思念之情，常令我潸然泪下。苦我文思钝滞，虽数度提笔，却未能成文。恩师家学渊远，医技精湛；为人耿直，师道严明；学贯古今，融汇中西。拙笔实难述其全貌。

继承家学，业绩卓著

张伯讷教授(1929—1994)，名存录。出身于 17 代中医世家，为上海近代著名中医学家张骧云(人称"张聋膀")之曾孙。恩师自幼聪慧过人，少年上学读书之余，即潜心习医，勤奋临证，医名渐起，人称"中医神童"。参加工作后，历任上海市第十一人民医院及上海曙光医院中医研究室主任、上海中医学院伤寒温病教研室主任、中医基础理论教研室主任、基础医学部副主任。1981 年始任上海中医学院副院长，分管教学工作，并担任学校专家委员会副主任委员、卫生部药品评审委员会委员、上海市药品评审委员会副主任、中华中医学会理事、中医学会上海分会内科委员会副主任、《中医年鉴》主编等职。

恩师娴熟中医经典，精通基础理论。早在上海中医学院办学之初，即与金寿山教授合作，首创"中医学基础"这一当时的新学科，为此主持编写各层次的教材及教学参考书，致力于中医基础理论学科的建设，成为该学科的奠基人之一，为我校中医基础理论学科被确定为国家中医药管理局和上海市高教局重点学科作出了重要贡献。恩师生前主持多项课题的科学研究，其中"二仙汤及其拆方对大鼠下丘脑—垂体—性腺轴作用的实验研究"，荣获 1993 年国家中医药管理局科技进步一等奖。

鉴于其工作业绩及学术成就，恩师先后荣获"上海市文教战线先进工作者"和"上海市劳动模范"称号，并享受国务院颁发的政府特殊津贴。

爱生犹子,提携后学

恩师平素不苟言笑,为人耿直,尤不唯上,对奉承阿谀之事最为切齿,然其对于所指导的研究生及青年教师,则另有一番情景。师生围坐,情如至亲,春风绛帐,其乐融融。每至春节或恩师寿庆,众多学生聚集于师门欢庆用餐,师母亲自掌勺,恩师热情招待。此情此景,时至今日,记忆犹新。

恩师既是我们最亲近的长者,也是我们最敬畏的老师。其素以治学严谨、师道严明闻名于时。我于1983年因工作之需,由伤寒温病教研室调入中医基础理论教研室工作。次年,有幸在恩师的悉心指导下,在职攻读硕士学位。硕士论文以三焦文献研究为课题,为此遍寻资料,苦心提炼,几经修改,终撰成稿,暗有得意之心,满以为能得到恩师的首肯而欣然交稿。一周之后,恩师神情严肃,几有训斥之状,将稿件返还于我。我低头接稿,张目一看,但见全文朱字密布,增删遍见,文稿早已"面目全非",令我久久不敢面师。沉思之下,愈发感到恩师学术造诣之深厚,治学态度之严谨,难以企及;又深感自身学识之粗陋及学风之浅薄,惭愧不已。至此,发奋钻研,用心斟酌,紧扣主线,纵横辨析,经裘沛然、颜德馨、殷品之等沪上著名中医学家严格评审,终使论文以优异成绩通过。至今,我还珍藏着经恩师精心修改过的论文初稿,并不时翻阅,以激励亦已成为博士生导师的本人的责任感和事业心。

桃李不言,下自成蹊。自1978年始,经恩师指导的研究生近40名,仅就我校系统而言,费兆馥、吴敦序、童瑶、朱抗美、江启中、方肇勤等学生均出自恩师门下,目前他们亦早已成为各自领域的中医名家。

师道严明,教学为本

恩师早年勤于临证,医术精湛,擅治伤寒,屡起沉疴,是名震遐迩的沪上名医。晚年又身兼数职,工作繁忙。但作为资深教授,始终以教学为重,一丝不苟,诲人不倦。强调"学校以教学为根本,教师以教学为天职"。恩师一直倾心于教学一线,坚持为本科生讲授中医基础课程,其言可铭,其志可敬。我等学子均多次聆听过恩师精彩的课堂演讲,其渊博的学识底蕴,严肃的教学态度,清晰的授课思路,稳健的执教风格,尽显一代大师之风范,给大家留下毕生难忘的印象。

恩师十分注重教材建设。20世纪80年代初,全国中医院校酝酿将《中医学基础》分化成《中医基础理论》和《中医诊断学》。恩师主持《中医基础理论》(第五版)教材的编写工作。该教材倾注了恩师大量心血,其编写体例,明快畅达,内容取舍,详略得当,理论阐发,深入浅出,句斟字酌,详校细勘,成为之后历版《中医基础理论》教材的范本。

恩师授课多年,教学经验丰富,但仍然坚持认真备课,详细撰写教案,精心制作幻灯。其所撰教案之认真、规范、详尽,可谓无可挑剔。至今,本人还珍藏有恩师1980年亲笔书写的教案一册,计文稿纸194页。该教案为日本神奈川中医研修班《中医学基础》讲稿,其字迹隽秀,格式工整。全稿用朱墨双色书写,揣摩其意,朱笔列纲,是为重点;墨笔详解,以作说明。何地需板书,何时需幻灯,何处需举例及用时分配、内容编排等,皆有标注,一目了然。

感念师恩,永志不忘

恩师晚年,积劳成疾,重病缠身,形体浮肿,长期腹透,但仍坚持带病工作。常见恩师面容憔悴,气息喘促,于病床上批改学生卷作的动人景象。恩师风范,深得学生敬仰。多少受其教诲的青年教师,争相探望服侍,自觉轮流看护。无论节日假期,寒冬酷暑,从不间断。感恩之情,尽显于中。记得1993年除夕,我彻夜陪伴恩师病榻之侧。其时,恩师因心肾衰竭而严重浮肿,已难言语,却时而勉力睁眼,示意让我休息。凝视着恩师虚浮的身躯,学生心如刀绞,难以自制。眼见恩师生命旅程行将终止而回天无术,不禁黯然神伤,掩面而泣。

恩师仙逝之后,学生感念师恩之心犹存,每季度之初定期看望尚健在的师母,嘘寒问暖,陪医送药,并在恩师遗像前鞠躬致意,聊表思念。恩师将毕生精力,奉献给了学生,奉献给了病人,奉献给了工作,奉献给了事业! 在恩师身上,集中体现了中国优秀知识分子甘于清贫、淡泊名利的人格特质和无私境界,集中反映了老一代中医人至精至诚、至仁至善的为医之道和高尚品格！

谨以此文，悼念恩师，并作为《张伯讷中医学基础讲稿》的"前言"，亦望恩师的教学经验、学术成就得以传承后学，发扬光大。

上海中医药大学　李其忠

本书整理过程中，得到上海中医药大学唐健嫩老师、黄兰英博士生的大力协助，在此致谢！

本书整理出版，得到上海市重点学科建设资助（项目编号：S30301）。

李其忠又及

我心中永远的丰碑

整 理 说 明

一、《张伯讷中医学基础讲稿》是根据著名中医学家张伯讷教授于20世纪80年代初给日本中医高级进修班授课讲稿整理而成的。该讲稿全文经由张伯讷教授亲笔书写,弥足珍贵。

二、本书整理过程中,为了尽可能保持讲稿原貌与特色,方框里文字为授课时幻灯内容,是授课内容提纲与重点;"说明"为针对幻灯内容所作的分析与解释。

三、因授课时所应用的幻灯内容是逐一单独出现的,故幻灯的抬头往往与标题有重复现象。

四、由于当时教学时数的限制,本讲稿对中医学基础的有关内容无法做到面面俱到。且有些地方只标明所要讲解内容的重点、难点、疑点或举例。整理过程中,为使本书相对系统完整,依据张伯讷教授生前所编著的教材及发表的论文,作了适当的补充。

五、由于张伯讷教授已将所制作的幻灯片送予日本友人,故只能从原讲稿中了解幻灯片上的文字内容(原讲稿中用红字标出),至于实物图像、人物图像等已无法找寻。

目　录

2

3

4

7

9

第一章

绪　论

各位先生：

从今天起，我们开始学习中国的传统医学。首先请允许我代表中国医生向你们表示衷心的祝贺，祝贺你们将会在中西医学结合方面作出有利于人类健康的贡献，祝贺你们在发展中日友好、中日医学交流方面作出特有的贡献。

我们这次能得到贵国政府的邀请，到这里来向各位讲授中国的传统医学知识，特别是着重在基础理论方面的知识，这是很不容易的，不仅贵国政府下了很大的决心，而且你们各位先生也下了很大的决心，摆脱了繁重的医疗业务，全身心地来学习，使我感到非常的高兴和荣幸。贵国举办如此规模的中医进修班，由我国正式派出中医教师讲授中医知识，从历史上来看，恐怕还是第一次。因此，我们有责任携起手来把这件事办好，为我们两国人民的医疗保健事业造福。

由于各位先生都是学西洋医学的，而且又都是在西洋医学方面有专长、有造诣的大夫，所以在正式上课以前，我要向各位先生提出一些要求，看看是否恰当。若你们认为有一定意义，就供参考；若你们认为意义不大，就姑妄听之，不作为准。

第一，中医与西医是两个不同的理论体系，虽然它们都是研究人体的生、老、病、死，但是由于社会历史条件不同，观察方法不同，因而就形成了不同的理论体系。我们在开始学习中医的时候，千万不要急于用自己已经掌握的西医知识去理解、掌握中医，也就是说不要急于中西医结合，首先要把中医理论的基本概念搞清楚，然后才有可能在临床实践中结合起来。

第二，据了解，大家可能认为中医很难学。在我看来，学习中医是又难又不难，中国民间谚语说得好："天下无难事，只怕有心人。"只要我们认真学，肯定能学会；如果不认真的话，肯定觉得难。特别是在开头的一个时期,因中国传统医学与西洋医学有很多不同的概念,学起来可能会觉得"难"一些,但是,闯过这一关,就比较容易了。中国有一句古诗:"山重水复疑无路,柳暗花明又一村。"

第三,学问,学问,是通过问才能深刻理解的。好在我们朝夕相处,有问题随时可以提出来,我们将不遗余力地为大家解答问题。

今天,我主要向各位介绍一下中国医药学的发展简史、基本特点以及《中医学基础》的主要内容和学习方法。

一、中国医药学的发展简史

中国医药学的起源很早,有文字记载的也至少有近三千年的历史。从现存最早的一部中国古代医学经典著作《黄帝内经》来看,其历史也已有两千多年了(中国湖南长沙新近出土的医学帛书《五十二病方》,比《黄帝内经》还要早几百年)。

我们不可能用较短的学时详细讲述中国传统医学源远流长的发展史,在这里只能蜻蜓点水,讲些片段,讲些重点。下面,我们边看幻灯边作解释。

砭、针、灸、药(实物照)

说明:

砭,又称砭石、砭针、石针,为古针具名,是一种治疗各种疼痛和排脓放血等的石制针具。是约起源于新石器时代的中国最古老的医疗工具,用于砭刺人体患病局部。砭石在《素问·宝命全形论》中有明确记载。《礼记·内则》记有:"古者以石为针,所以为刺病。"随着冶金术的发明,至《黄帝内经》时代,渐由古代的石针、骨针、竹针而演变为铜针、铁针、金针、银针等金属制针,以替代砭石而治疗疾病。

灸,即灸法。指用艾炷或艾条在体表穴位上烧灼、熏熨的治疗方法。具有温通经脉、调和气血的作用。早在《素问·异法方宜论》中就有记载:"脏寒生满病,其治宜灸。"

药,即中药,又称本草。我国最早的中药学专著《神农本草经》记载:"神农尝百草,一日而遇七十毒。"有学者据该书托名神农之作而推测"药源于农"。可见中药的起源更早。

甲骨文：酒、蠱、疥、疾（甲骨文字体照）

说明：

甲骨文中有"酒"字，"醫"下之"酉"代表酒，说明中药的炮制与使用常与酒有关，《黄帝内经》即有汤液（汤药）与醪醴（药酒）并称的记载："自古圣人之作汤液醪醴者，以为备耳。"（《素问·汤液醪醴论》）

甲骨文中的"蠱"、"疥"等均为实有所指的古病名。

四部经典著作（书封面照）

说明：

秦汉时期先后问世的、作为中医药学形成的奠基之作的《黄帝内经》、《难经》、《伤寒杂病论》、《神农本草经》，被后世称为"四部经典著作"。其中《黄帝内经》奠定了整个中医学的理论基础。《难经》对《黄帝内经》释疑，并有一定的独到见解。《伤寒杂病论》由东汉末年张仲景所著，奠定了临床辨证论治的基础。《神农本草经》为我国最早的中药学专著。

唐太医署（仿图照）

说明：

太医署是隋唐时期设置的专为帝王及达官贵人服务的医疗保健机构，兼管医学教育，下设医学各科。唐太医署已有较为明确的临床分科，如"体疗"科（相当于今之中医内科、五官科等）、"疮肿"科（相当于今之中医外科）、"少小"科（相当于今之中医儿科）。宋代改称太医局，至金元以后则改为太医院。

金元四大家（人物画像图）

说明：

金元时期，学术争鸣，各具特色，促进了医学理论的发展，最具代表性的有四大家：刘完素（河间），主"火热论"（百病多因于火热），治病多以寒凉为主，被后世称为"寒凉派"。张从正（子和），精研汗、吐、下三法，主张"邪去则正安"，后世称之为"攻邪派"。李杲（东垣），注重脾胃元气之论，提倡"人以元气为本"、"内伤脾胃，百病乃生"之说，治病善于调补脾胃，益气升阳，后世称之为"脾胃派"。朱震亨（丹溪），善治杂病，多有创见，倡言"阳常有余，阴常不足"，治病以滋阴降火为主，后世称之为"滋阴派"。

温病四大家（人物画像图）

说明：

金元以后中医学在理论、临床方面代有发展，如明末至清代逐步形成的温病学说，在医学史上有一定的地位，开启先河者当为明末清初医家吴有性，他所著的《瘟疫论》，提出了"疠气"学说，即是对温病病因的伟大创见。清代的叶天士（其所著《外感温热篇》创立卫气营血辨证）、薛生白（其《湿热病篇》深刻阐发湿温证治）、吴鞠通（其《温病条辨》创立三焦辨证）、王孟英（其《温热经纬》集温病学之大成），并称为"温病四大家"。四家各有发挥、各有千秋，使温病学说趋于成熟。

药物学的发展（《神农本草经》、《新修本草》、《本草纲目》书封面照）

说明：

中国药物学的发展，以下三本药物学专著具有标志性意义。

《神农本草经》简称《本草》或《本草经》，是中国现存最早的药物学专著。其成书年代说法不一，有人认为是战国时代，有人认为是秦汉之际，也有人断定其成书于东汉时代。事实上，《本草经》与《黄帝内经》一样，也非一人一时之作，大约成书于秦代至东汉时期，最后经加工整理而成的。全书共收载药物 365 种，其中植物类 252 种，动物类 67 种，矿物类 46 种。根据药物性能功效的不同分为上、中、下三品。"上药一百二十种为君，主养命以应天"；"中药一百二十种为臣，主养性以应人"；"下药一百二十五种为佐使，主治病以应地"。《本草经》不仅记载了药物的主治功效，还记述了君臣佐使、七情和合、四气五味等药物学理论。因此，《本草经》的问世奠定了中药学的理论基础。

《新修本草》由唐代苏敬等医药学家奉诏编修，成书于显庆四年（659），《宋史》称其为《唐本草》。全书详细阐述了药物的性味、主治、别名、产地、形态、辨别、采集、服用法等内容，系统总结了唐以前药物学的成就，成为世界上第一部具有国家药典性质的官修本草，在其颁行后 70 余年即流传日本、朝鲜等国，并被官方规定为学医者的必修书。

《本草纲目》是一部内容丰富、论述广泛、影响深远的医药学巨著。

作者是明代李时珍(1518—1593)。李氏参考 800 余种文献书籍,亲自到深山旷野考察,收集各种植物、动物、矿物标本,认真向劳动民众请教,对于有些药物还亲自栽培、试服,以取得正确认识。历经 27 年,在他 60 岁时终于完成了这一巨著。《本草纲目》总结了 16 世纪以前我国的药物学成就,广泛收载药物达 1800 余种,纠正了以往本草书中的某些错误,提出了当时最先进的药物分类法,系统记述了各种药物的多方面知识。郭沫若先生(20 世纪 50 年代任中国科学院院长)在对李时珍的题词中对其作了崇高评价:"医中之圣,集中国药学之大成,《本草纲目》乃 1892 种药物说明,广罗博采,曾费三十年之殚精。造福生民,使多少人延年活命,伟哉夫子,将随民族生命永生。"

古代著名医药学家(扁鹊、张仲景、华佗、孙思邈人物画像图)

说明:

中国早期(战国至晋唐时期)曾产生过不少著名医药学家,其中最有影响的要属扁鹊、张仲景、华佗、孙思邈等。

扁鹊是我国历史上第一个有正式传记的医学家,其生平事迹可查阅《史记·扁鹊仓公列传》。扁鹊长期在民间行医,足迹遍及当时的齐、赵、卫、郑、秦诸国,精通望、闻、问、切四诊,尤其以望诊和切诊著称。据《史记》记载:扁鹊曾望齐桓侯面色,便知齐桓侯有病,且"不治将深",虽多次提醒,该侯不听,讳疾忌医,终至抱病而死。又载:扁鹊路过虢国,听说虢太子暴死,经详细询问,扁鹊断定虢太子不是真死,而是患了一种类似休克的"尸蹶"症,扁鹊让弟子运用针灸和敷熨之法,使该太子"起死回生"。再载:在切脉方面,扁鹊也有过人之处。一贵族赵简子已"五日不知人"(昏迷),众人惊慌,扁鹊认真切脉后说:"血脉治也,而何怪!"认为其脉象尚属平和,并非死症,后来略作治疗,果然痊愈,故《史记》认为"至今天下言脉者,由扁鹊也"。扁鹊的这些传奇事迹至今还在中国民众中流传。

张仲景(约 150—219)有感于其家属原有 200 多人,不到 10 年,因染病死去三分之二,其中死于伤寒病者,竟占十分之七,遂发奋研习医学,"勤求古训,博采众方",撰成《伤寒杂病论》,后因战乱,原著散失,经后人收集整理成现今流传的《伤寒论》和《金匮要略》两部医籍。《伤寒论》以六经论治外感热病,《金匮要略》以脏腑论治内伤杂病。两书奠定了中医临床辨证论治的基础。张仲景在日本汉方医学界颇受敬重,日本尚保留着多处张仲景的寺庙、塑像,足见张仲景的学术成就,尤其是仲景方药的影响,早就超出国界。

华佗,约生活于公元 2 世纪。是东汉末年一位杰出的医学家,对中国医学的发展有重大贡献,他精通内、外、妇、儿、针灸各科,又以外科著称。早在 1700 多年以前就运用中药全身麻醉剂(麻沸散)实施腹部手术,这是中国医学史上空前的,在世界麻醉学和外科手术史上具有重要地位,历代的中药麻醉均是在其启示下发展起来的。

唐代医家孙思邈(公元 581—682)精通诸子百家,善言老庄,又好释典,兼通阴阳,推及医药,著有《备急千金要方》和《千金翼方》。他认为:"人命至重,有贵千金,一方济之,德逾于此,"故书名冠以"千金"。《备急千金要方》中"论大医精诚"一篇专论医德:"凡大医治病,必当安神定志,无欲无求,先发大慈恻隐之心,誓愿普救含灵之苦",成为古今业医者必须具备的医德典范。两书对临证各科、养生保健、方药应用、食疗食养等方面均有重大成就。

中日早期医药交流

公元 552 年,吴人知聪(和尚)携带《明堂图》及其他类书籍 160 卷到日本。

公元 608 年,日本推古天皇派遣药师难波惠日、倭汉直福因等到中国学医,历时 15 年,至 623 年返日,带去《诸病源候论》等重要医书。

公元 707 年,日本采取唐制,制定医药职会。《大宝律令·医疾令》规定学医生必修《素问》、《黄帝针经》、《明堂脉诀》、《针灸甲乙经》、《新修本草》等书。

公元 733 年,日本荣睿、普照等来华留学,10 年后,邀请鉴真和尚赴日讲佛学与医学。鉴真于唐代天宝元年一十二年(746—754)六次渡海,赴日从事佛学、医学交流。

公元 805 年,日本医生菅原清在中国学医后回国。

公元 808 年,日本编成《大同类聚方》,是汇聚《素问》、《黄帝针经》、《脉经》、《针灸甲乙经》、《小品方》、《新修本草》等书而成的。

说明：

秦汉以来，中日两国文化交流日益密切，历经三国、两晋、南北朝，正式往来从未间断，幻灯所列内容仅为主要的记载。近现代中日中医学的交流更为频繁。

二、中国医药学的基本特点(略讲)

中医学的理论体系，当今学者将其基本特点概括为两大点：一是整体观念，二是辨证论治。

(一) 整体观念

> 所谓整体观念，就是用统一性、联系性、完整性去看待世界、认识世界。
> 人是一个有机整体。
> 人与自然界具有统一性。

说明：

中医学的整体观念首先认为人是一个有机整体，构成人体的各个组成部分之间，在结构上是不可分割的，在功能上是互相协调的，在病理上是互相影响的。具体整体统一性的形成，是以五脏为中心，配以六腑，通过气血津液的运行，经络系统的联络而实现的。也就是说，中医学所说的五脏，代表着整个人体的五大系统，六腑、五志、五液、五体、五窍、五华等均包括在这五大系统之内。任何局部都是整体的一部分，局部的生理病理、诊断治疗，均必须从整体出发。反之，整体的生理病理也会影响及局部。无论是中医学的理论研究，还是临床诊治，我们都必须牢牢把握这一基本特点。

中医学的整体观念还强调人与自然界具有统一性，古言"天人合一"、"天人相应"。早在《黄帝内经》中就强调"人与天地相参，与日月相应也"。人类生活在自然界之中，自然界存在着人类赖以生存的必要条件，而自然界的变化又可直接或间接地影响到人体，人体对此的反应有生理适应性的，也有病理反应性的。季节气候、昼夜晨昏、地区方域等自然因素对人体生理病理的影响，中国古医籍自《黄帝内经》始，就有十分丰富而深刻的记述，我们自身也可以在日常生活中具体而深切地感受到。

(二) 辨证论治

辨证论治,与其说是中医学的一个基本特点,倒不如说是中医临床诊治疾病的一大基本方法。

辨证论治的"证"是具体在疾病发展过程中某一阶段的病理概括。这种病理概括,包括了病变部位、病变原因、病变性质以及邪正关系等。总之,它反映了疾病发展过程中某一阶段病理变化的本质。

辨证,是指将望、闻、问、切四诊所收集到的病史、症状和体征等资料,根据中医理论将其判断为某种证。

论治,又称施治,是根据辨证的结果,确定具体的治疗方法,实施具体的治疗措施。

可见,辨证是确定治疗的前提和依据,论治是辨证的目的和辨证结果的检验。

举例而言,感冒多辨证为"风热袭表"或"风寒束表"。其风热、风寒,揭示了病因;其袭表、束表,揭示了病位;其表寒、表热,揭示了病性;风寒、风热均为外感病邪,邪盛为实,揭示了邪正盛衰。依据辨证结果,制定疏风清热解表、疏风散寒解表的治法,说明辨证为治疗提供了依据。根据治法分别选用银翘散、桑菊饮或麻黄汤、桂枝汤加减治疗。这便是中医治疗感冒的辨证论治或称理法方药的全过程。

三、中医学基础的主要内容(略讲)

中医学基础是对中医学基本问题,诸如生命、健康、疾病、治疗等的基本观点、基本知识、基本技能、基本理论。其内容十分丰富,又极为重要,中医发展史上的各家学说、各种流派,中医临床医学的各个科别、各种诊法,无不受其影响和指导。

本次《中医学基础》教学内容大体有:阴阳五行、气血津液、经络藏象、病因病机、治则治法、诊法(望诊、闻诊、问诊、切诊)、辨证(八纲辨证、气血辨证、脏腑辨证、外感热病辨证)。

第二章
阴 阳 五 行

第一节　概　述

阴阳五行学说原本是古代哲学范围内讨论的重大命题,是我国先贤用以认识自然、解释自然的方法论。中医药学发祥于我国古代,受到当时哲学思想的深刻影响。阴阳五行学说是中医药学的主要思维方法和理论体系的基本构架,我们不能不对其有所了解,熟悉其基本内容并加以研究。

一、阴阳五行学说的起源与特点

> 阴阳五行学说起源于对自然现象的长期观察——自然观。
> 阴阳学说——以阴和阳的运动变化来解释世界。
> 五行学说——以木、火、土、金、水的运动变化来解释世界。

说明:

自然观,即是对大自然各种现象的一个基本观点,也就是以怎样的观念去解释各种自然现象。

从古至今,对于自然现象就有两种截然不同的看法:一种是认为上帝创造一切;一种是以自然现象本身去观察分析,从中进行抽象概括,以探索自然规律。

阴阳五行学说最早就是起源于对天体的观察,这从文字训诂学的角度可以得知。

古代阴阳两字,均取"阝"旁。"阝"可训为"阜",即丘阜——平地上隆起的高坡,其可分为阴面和阳面。

陽，即"旦"上"勿"下，前者意为太阳初升，后者意为旗子飘动。

陰，即"今"上"云"下，意为今天有云，云遮日谓之阴。

以后，将阴阳两字的本意予以引申、扩展，发展到将日与月、昼与夜、天与地、升与降、热与寒、春夏与秋冬等均用阴阳加以概括。

五行之"行"，一是意为"行列"，五行中的木、火、土、金、水之间，相生与相克都是有序的，而不是无序的。二是意为"运动变化"，五行用以解释事物之间的相互关系及其运动变化。就其起源而言，一般都认为起源于"五材说"，这方面主要的文献依据是《左传》的"天生五材，民并用之，废一不可"以及《尚书》的"水火者，百姓之所饮食也；金木者，百姓之所兴作也；土者，万物之所资生，是为人用"。

因此，我们认为阴阳五行的起源属于自然观的范畴。

自然观的特点即是以自然界本身来解释世界。

由此可见，阴阳五行学说本身毫无神秘的概念，是很朴素、很直观的。但是由于其特点是"抽象的概念"，所指无定处，因此就觉得不易理解了。

阴阳学说与五行学说本来是两种学说，至春秋战国时期，有一个学者叫邹衍（被后人称为阴阳家），他把两者结合起来而成为阴阳五行学说。

二、阴阳五行学说与中医理论的关系

一是深入渗透：

"故背为阳，阳中之阳，心也；背为阳，阳中之阴，肺也；腹为阴，阴中之阴，肾也；腹为阴，阴中之阳，肝也；腹为阴，阴中之至阴，脾也。"（《素问·金匮真言论》）

二是广泛应用：

"……东方生风，风生木，木生酸，酸生肝，肝生筋……在天为风，在地为木，在体为筋，在脏为肝，在色为苍，在音为角，在声为呼，在变动为握，在窍为目，在味为酸，在志为怒。"（《素问·阴阳应象大论》）

说明：

阴阳五行学说深入渗透到中医学理论体系的各个方面。如阴阳属性可随对立面的变化而变化，阴阳的任何一方还可再分阴阳，且这种划分是无穷尽的。

阴阳五行学说广泛应用于中医药学的各个方面，如自然界的方位、季节、气候、气味、颜色及人体的五脏、五腑、五体、五窍、五液、五神、五志等，均可用五行理论加以归纳和分析。

第二节　阴阳学说

一、阴阳的概念

> 阴阳的概念——阴和阳是事物的相对属性。
>
> "……天地者，万物之上下也；阴阳者，血气之男女也；左右者，阴阳之道路也；水火者，阴阳之征兆也；阴阳者，万物之能始也。"（《素问·阴阳应象大论》）

说明：

阴和阳是事物的相对属性，其言"相对"，这非常重要，强调它不是绝对的，不是一成不变的。由于是相对的，所以到处能用，所谓既"无所实指"，又"无所不指"；由于是相对的，所以既可以指两类相对事物的属性，又能指一个事物内部的对立双方。

怎样来分别阴和阳的属性呢？《素问·阴阳应象大论》中有一段话，至今仍是作为区别阴和阳的标准。

经文指出：作为万物之上下的天地，在上为天属阳，在下为地属阴；作为气血之体的人的性别而言，男多刚强为阳，女多柔弱为阴；向南而立，是谓正位，日从左升为阳，日从右降为阴（左升右降）；水性寒凉趋下，火性炎热趋上，水火之象为阴阳属性的典型表现。阴阳的互相作用，推动着万事万物的发生发展。

事物的阴阳属性：

事物之阳——剧烈运动的,外向的,上升的,温热的,明亮的……

事物之阴——相对静止的,内守的,下降的,寒凉的,晦暗的……

人体部位的阴阳属性：

属阳的人体部位——上部,体表,背部,四肢伸侧,六腑……

属阴的人体部位——下部,体内,腹部,四肢屈侧,五脏……

病证脉象的阴阳属性：

属阳的病证、脉象——表证,热证,实证,浮脉,数脉,洪脉……

属阴的病证、脉象——里证,寒证,虚证,沉脉,迟脉,细脉……

说明：

人体部位分阴阳,是相对而言的,不断可分的。如心肺居上,肺为阳中之阴,心为阳中之阳;肝肾居下,肝为阴中之阳,肾为阴中之阴;脾为太阴,太阴为三阴之始,故称脾为至阴。

在中医临床上,除幻灯所列内容以外,其他如面色、舌象、气味、语声、咳喘、二便、饮食、疼痛等,均有阴阳属性可分。

对阴和阳相对属性的认识,目前已引起了世界科学界的重视。如电子计算机就是 1－0,0－1;另外,＋与－,×与÷;正电与负电……

现在分子生物学中的许多事物也与阴阳的基本概念很相似,如 RNA 与 DNA,cAMP 与 cGMP 等。美国生物学家 Nelson Goldberg 在研究 cAMP 与 cGMP 对生物细胞的双向调节作用时,注意到这两种环核苷酸是一对拮抗的物质。它们在细胞内的浓度是相关的,其浓度变化是相反的,对细胞的调节作用也是相反的。1973 年,他将这种双向控制的现象用中医阴阳学说来解释,认为在一般情况下,cAMP 升高为阴;在特殊情况下,cGMP 升高为阴。但也有人得出相反的结果。当然我们不能说,中医的阴和阳,即是 cAMP 与 cGMP 或是什么 RNA 与 DNA,而只是说明阴阳学说已引起了世界各国医学家的充分重视而已。

由于阴和阳的属性是相对的,因此以阴阳的基本属性来分析事物也是无限的,早在《黄帝内经》中就指出："……阴阳者,数之可十,推之可

百,数之可千,推之可万,万之大不可胜数,然其要一也。"(《素问·阴阳离合论》)

经文是说,用阴阳之理解释十个事物,推而广之,则由十而百;用阴阳之理解释千个事物,推而广之,则由千而万。由万而继续推演下去,则将无穷无尽,无所不指。然而,阴阳作为根本规律,却是一致的(任何事物的发生发展,都是阴阳两种力量作用的结果)。

二、阴阳之间的关系

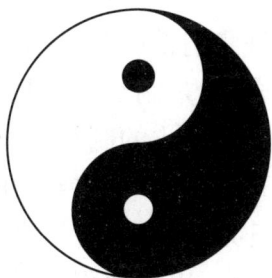

基本要点:

1. 用阴阳来概括和区分事物的属性,必须是在一个共同体中,如互相关联的一对事物或是一个事物的两个方面,这才有实际意义——阴阳发生关系的条件。

2. 阴阳相交,阴和阳之间是互相关联、互相作用的,或你多我少,你少我多;或你中有我,我中有你——阴阳之间关系的总括。

3. 阴阳之间是动态平衡的,图中划分阴阳的示意线是曲线而不是直线——阴阳之间动态的平衡。

说明:

阴和阳之间存在着何种关系?怎样的条件下才会发生关系?这是我们理解和运用阴阳学说的重点所在。

对于这些问题,我国古代的"太极图"作出了既简明又确切的回答。

为了能更容易地理解阴阳之间的相互关系,我们将其分为以下三个方面来讲解:

（一）阴和阳的制约消长

> 阴阳制约，即阴和阳之间存在着你强我弱、我强你弱的态势。
>
> 如：寒凉制约温热，温热制约寒凉；
>
> 上升制约下降，下降制约上升；
>
> 外向制约内收，内收制约外向；
>
> 兴奋制约抑制，抑制制约兴奋……
>
> 阴阳消长，即阴和阳之间存在着此消彼长、此长彼消的态势。

说明：

阴阳的制约消长，即是我们常说的事物对立双方的拮抗作用。

消长，既是制约的补充，又是制约的结果。如仅有制约而无消长，阴阳之间的制约关系，就成为静止的制约，犹如酸与碱中和了，不会变动了。而消长说明阴或阳的任何一方本身，还存在着由"小→大→小"的盛衰胜复过程。例如：日月盈昃，寒暑往来，机体的兴奋与抑制的胜复等。因此，制约与消长并存，以说明阴阳之间的动态平衡。

在中医学中，多以阴阳的正常消长来解释机体的正常生理活动；而多以阴阳的消长失调来解释机体的异常病理状态。

如生理上，白天以兴奋为主，属阳长阴消；晚上以抑制为主，属阴长阳消。兴奋与抑制的正常交替，属正常的阴阳消长过程。正如《素问·生气通天论》所谓的"阴平阳秘，精神乃治"。

在病理上，阴精不足，无力制约阳气，阳气相对偏盛，这便是"阴虚则阳亢"的病理状态；同样，阳气虚损，无力制约阴寒，阴寒相对偏盛，这便是"阳虚则阴盛"的病理状态。

> 阴和阳的消长失调，简称阴阳失调。
>
> 阴阳偏盛偏衰的病理变化及相应治疗：
>
> 阳盛——阴相对不足——热象（实）——以寒制热（泻）
>
> 阴盛——阳相对不足——寒象（实）——以热制寒（泻）
>
> 阳虚——阴相对有余——寒象（虚）——以热制寒（补）
>
> 阴虚——阳相对有余——热象（虚）——以寒制热（补）

14

说明：

引起阴阳偏胜偏衰的原因，一为阴邪或阳邪侵犯，同气相求，阴邪侵犯，多见阴盛。同样，阳邪侵犯，多为阳盛。二是机体本身的失调，有的表现为阳盛或阴盛，有的表现为阳虚或阴虚。

从幻灯内容可以看出，同为热象，有阳盛则热（实热）与阴虚则热（虚热）的不同。同为寒象，有阴盛则寒（实寒）与阳虚则寒（虚寒）的不同。这类辨析在临床上最为重要，因其关系到治疗以祛邪为主（泻）还是以扶正为主（补）。

（二）阴和阳的依存互根

> 阴阳是相对的，又是在一个共同体中，因而就决定了阴和阳互为对方存在的前提。
>
> "阴在内，阳之守也；阳在外，阴之使也。"（《素问·阴阳应象大论》）
>
> "阳生阴长，阳杀阴藏。"（《素问·阴阳应象大论》）
>
> "阴阳离决，精气乃绝。"（《素问·生气通天论》）
>
> "阳根于阴，阴根于阳；无阳则阴无以生，无阴则阳无以化。"（《医贯砭·阴阳论》）
>
> "阴为阳之基，阳为阴之主"，"阴无阳而不成，阳无阴而不立"。

说明：

阴阳依存，是指阴阳互相联系、互相为用。

阴阳互根，是指阴阳互为根基、互为前提。

如生理上，兴奋中包含着抑制，抑制中隐含着兴奋；物质（属阴）的合成有赖于功能（属阳），功能的发挥有赖于物质。

在病理上，阴虚至极可累及阳气——阴损及阳；阳虚至极可累及阴液——阳损及阴。

在治疗上，"故善补阳者，必于阴中求阳，则阳得阴助而生化无穷；善补阴者，必于阳中求阴，则阴得阳升而泉源不竭。"（《景岳全书·新方八阵》）意思是说，补阴之时，应略加阳药——阳中求阴；补阳之时，应略加阴药——阴中求阳。

（三）阴和阳的互相转化

> 阴和阳的互相转化,是指阴和阳的总体属性发生根本变化,阴的总体属性变成阳了,阳的总体属性变成阴了。
>
> 阴和阳的相互转化是需要条件的,而不是无条件的。古文献中往往用"极"和"重"来表示,即物极必反的意思。如:
>
> 寒极生热,热极生寒;重阴必阳,重阳必阴。

说明:

阴阳转化所讨论的是事物属性的质变,而不是量变。阴阳转化,无论在天地自然中,还是在人体生命中,都是常见的现象。

自然界如春夏与秋冬的转化、白昼与黑夜的转化、生长与收藏的转化等。

人体如兴奋与抑制的转化、物质与功能的转化、分化与合成的转化等。

阴阳转化也可以反映在临床阴证与阳证、寒证与热证的转化。

如热盛病证,可因阳气暴脱而骤现阴盛阳衰之证(类似于今日所言的部分感染性疾病的中毒性休克)——热极生寒、重阳必阴。

再如表寒证向里热证的转化——寒极生热,重阴必阳。这在临床上也比较常见,早在《伤寒论》中就有关于太阳病向阳明病转化的条文内容。

三、阴阳学说指导中医临床

（一）说明人体病理

> 阴阳偏盛 { 阴偏盛——阴盛则寒,阴盛则阳病
> 　　　　　{ 阳偏盛——阳盛则热,阳盛则阴病
>
> 阴阳偏衰 { 阴偏衰——阴虚则热,阴虚则阳亢
> 　　　　　{ 阳偏衰——阳虚则寒,阳虚则阴盛
>
> 阴阳互损——阴损及阳,阳损及阴。
>
> 阴阳转化——热极生寒,寒极生热;重阴必阳,重阳必阴。

说明：

由于阴阳之间存在着制约消长的关系,当外邪侵犯人体,出现阴或阳一方偏盛时,另一方必然受到损伤而相对不足,故见阴盛则寒(实寒)、阳盛则热(实热)等病理表现。当人体自身的阴或阳一方偏衰时,另一方必然相对亢盛,故见阴虚则热(虚热)、阳虚则寒(虚寒)等病理表现。

由于阴阳之间存在着依存互根的关系,当人体的阴或阳损伤到一定程度时,会累及另一方,出现阴损及阳(阴虚基础上的阴阳两虚)、阳损及阴(阳虚基础上的阴阳两虚)。

又由于阴阳之间存在着互相转化的关系,中医临床上可见到热极生寒(重阳必阴)。寒极生热(重阴必阳)的病机变化。

具体的病机分析我们已在"阴阳之间的相互关系"中作了讲述。

(二) 指导疾病诊断

"善诊者,察色按脉,先别阴阳。"(《素问·阴阳应象大论》)
辨证——阴阳为总纲(阴证与阳证、阴虚与阳虚、亡阴与亡阳)。
面色、神态、色泽、声息、二便、舌象、脉象等均有阴阳之变。
"凡诊病施治,必须先审阴阳,乃为医道之纲领,阴阳无谬,治焉有差?"(《景岳全书·传中录》)

说明：

阴阳理论在中医诊断学中的应用十分广泛,无论是望、闻、问、切四诊,还是各种辨证方法,无不以阴阳为总的纲领、总的指南,只要把握住了阴阳,就把握住了诊法和辨证的大方向。

(三) 用于疾病治疗

阴阳制约消长 { 寒者热之,热者寒之;阴病治阳,阳病治阴 / 壮水之主,以制阳光;益火之源,以消阴翳
阴阳依存互根——阴中求阳,阳中求阴。

说明：

以热治寒(寒者热之)、以寒治热(热者寒之)、以阳药治疗阴病(阴

病治阳)、用阴药治疗阳病(阳病治阴),都是以阴阳制约消长理论指导所确立的治法。

补阳时适当加入补阴之品(阴中求阳)、补阴时适当配以补阳之品(阳中求阴),都是以阴阳依存互根理论指导所确立的治法。

第三节 五行学说

一、五行的概念与特征

> 五行的概念:
> 木、火、土、金、水五种物质的运动(行)。
> 五行的特征:
> 木曰曲直,火曰炎上,土爱稼穑,金曰从革,水曰润下。

说明:

作为哲学的五行,已不再局限于五种物质,而是指由木、火、土、金、水所指代的五类事物的相互关系及其运动变化。

五行中有"金",说明其产生年代为我国战国时期,冶金技术已比较发达,在此基础上才能形成对"金"的基本认识。印度、希腊等也有类似的学说,但都没有金,仅是地、水、风、火。

五行特性的完整记载,最早可追溯到先秦时期的《尚书》。

《尚书·洪范》言:"水曰润下,火曰炎上,木曰曲直,金曰从革,土爱稼穑。润下作咸,炎上作苦,曲直作酸,从革作辛,稼穑作甘。"

从原文可以看出,《尚书·洪范》不仅记载了五行特性,而且已将五味归属于五行。故有学者认为,该书的问世象征着五行学说的初步形成。

木曰曲直——原指树木枝曲干直的生长形态。后引申为生长、生发、条达、舒畅等特性。凡具有这类特性或作用的事物,均可归于"木"行。

火曰炎上——原指火光炎热、向上的自然现象。后引申为温热、向上、升腾、繁茂等特性。凡具有这类特性或作用的事物,均可归于"火"行。

土爰稼穑——原指种植和收获谷物的自然状态。后引申为生化、长养、受纳、承载等特性。所谓"土为万物之母","土为万物所归"。凡具有这类特性或作用的事物,均可归于"土"行。

金曰从革——原意有两种:一为金可"从人改革",另一说与冶金技术有关,所谓"革土成金"。后引申为肃杀、潜降、收敛、洁净等特性。凡具有这类特性或作用的事物,均可归于"金"行。

水曰润下——原指水有就下以润万物的自然属性。后引申为滋润、趋下、寒凉、闭藏等特性。凡具有这类特性或作用的事物,均可归于"水"行。

二、五行的演绎方法

> 五行的演绎方法:
>
> 一是直接归类:
>
> 如:春属木,夏属火,长夏属土,秋属金,冬属水。
>
> 二是间接推演:
>
> 如:因肝属木,胆、目、筋、泪、爪等也属木。

说明:

万事万物归属于五行的演绎方法,一般认为有直接归类和间接推演两种。

直接归类,如春气升发属木,夏气炎热属火,长夏多湿属土,秋气肃杀属金,冬气寒凉属水。

间接推演,如肝属木,因胆为肝相合之腑、目为肝之窍、筋为肝之体、泪为肝之液、爪为肝之华、怒为肝之志,故胆、目、筋、泪、爪、怒等也均归属于木。

事物的五行分类有如下特点:

一是事物的总体属性或某一特性、特点,类同、类似于五行中哪一行的特性,即归属于哪一行,故归属于同一行的事物之间,有一定的相似性和联系性。

二是相关事物的数量必须是"五",多者删减,如六腑归属五行即成五腑(去三焦);少者增添,如四季归属于五行即成五季(加长夏)。

因此,事物的五行归属有一定的局限性。

三、五行之间的关系

(一) 五行之间的正常关系

> 五行之间的正常关系:
>
> 相生——生,资生、助长。木火土金水,依次相生。
>
> 相克——克,克制、制约。木火土金水,隔一相克。

说明:

五行之间的关系,分为正常关系和异常关系两类。

相生相克是五行之间的正常关系。生与被生的关系,在《难经》被喻作母子关系,所谓"生我者为母,我生者为子"。

五行之间的"生"与"克"必须协调,生少克多则为不及,生多克少则为太过。而且事物的正常发生发展尚需要生中有克,克中有生,即所谓"生克制化"。诚如《类经图翼》所说:"造化之机,不可无生,亦不可无制。无生则发育无由,无制则亢而为害"。

木火土金水,依次相生,即木生火,火生土,土生金,金生水,水生木。循环往复,相生无穷。如肝木生心火,心火生脾土,脾土生肺金,肺金生肾水,肾水又生肝木。

木火土金水,隔一相克,即木克土,土克水,水克火,火克金,金克木。循环往复,相克无穷。如肝木克脾土,脾土克肾水,肾水克心火,心火克肺金,肺金又克肝木。

(二) 五行之间的异常关系

> 五行之间的异常关系:
>
> 相生异常:
>
> 母子相及——母病及子,子病犯母。
>
> 相克异常:
>
> 相乘——克制太过;相侮——克制反向。

说明：

五行之间的异常关系,可分为相生异常和相克异常。

相生关系的异常,又可分为"母病及子"与"子病犯母"两类。

母病及子,如肾虚及肝、脾虚及肺。

子病犯母,如肝病及肾、肺病及脾。

相克关系的异常,也可分为"相乘"与"相侮"两类。

克制太过谓之相乘。如肝气犯脾(木旺乘土)。

克制反向谓之相侮,又称反侮。如肝火犯肺(木旺侮金)。

四、五行理论指导治则治法

$$
\begin{array}{l}
指导治则 \begin{cases} 相生异常——虚则补其母,实则泻其子 \\ 相克异常——抑强扶弱 \end{cases} \\
\\
指导治法 \begin{cases} 相生规律——滋水涵木、培土生金等 \\ 相克规律——抑木扶土、泻南补北等 \end{cases}
\end{array}
$$

说明：

就五行治则而言,《难经》提出的"虚则补其母,实则泻其子",是针对五行相生异常所出现的病理状态而论的。如治疗心肝血虚时应着重补肝血,治疗心肝火旺时应着重泻心火。

抑强扶弱的治则,是针对相克异常的病理状态而论的。因无论是克制太过的相乘,还是克制反向的相侮,都是由于克与被克的两行之间,一行太强或一行太弱所致的,前者多偏于实证,后者多偏于虚证。

按相生规律确立的治法,有滋水涵木、培土生金、金水相生、益火补土等。

按相克规律确立的治法,有抑木扶土、泻南补北、培土制水、佐金平木等。

本 章 小 结

1. 阴阳五行学说是我国古代的唯物论,原本属于哲学思想范畴。但它对于自然科学的发展起了非常大的促进作用。我国古代的天文、历法、数学、地理、医学等的发展,均与它的影响有密切关系。

2. 阴阳五行学说又是中医药学的基础理论。许多地方哲理与医理融为一体,成为有效指导中医临床的理论基础。

3. 目前,我们仅要求理解和掌握阴阳五行学说的基本概念,即阴阳、五行的属性及其相互关系。至于在医学上的广泛应用,则在以后具体医学理论里再予介绍。

第三章
气血津液

本章主要讲授中医学中构成人体的基本物质——气、血、津液的来源、生成、代谢、转化及其生理功能与病理变化。

构成人体的基本物质：

气——活动力很强的、运动着的精微物质。

血——基本上指血液。

津液——体内正常水液的总称。

另：精,有广义、狭义之分。

广义之精——一切精微物质——精气(气之精者也)。如水谷之精、五脏之精等。

狭义之精——生殖之精——相当于今之所言卵泡、精子。

说明：

气、血、津液是构成人体和维持人体生命活动的基本物质。本章讲述的是气、血、津液各自的概念、生成、运行及生理功能、病理变化等内容。至于"精",广义之精泛指一切精微物质,当然也包括气血津液。狭义之精专指生殖之精,我们将在脏腑理论"肾"一节中介绍。

第一节　气

气,中医学中有多种含义,不能笼统地一概而论。概括起来说,有以下几种含义。

中医学中"气"的多种含义：

一指人体之气。

二指各种物质、事物、现象等的代词。

三指某一事物的"性质"、"作用"等。

说明：

人体之气，即是构成人体和维持人体生命活动的、不断运动着的、活力很强的精微物质，这是物质的概念。如元气、宗气、营气、卫气、脏腑之气、经络之气等。

气是各种物质、事物、现象等的代词。如水气、风气、邪气、血气等。

气表示某一事物的性质、作用等。如药性的"四气"（寒、热、温、凉）。

本章讲的气是指物质的概念，即第一种"气"的范围。

一、气的组成与生成

$$
\text{气的组成}\begin{cases}
\text{自然界清气——肺——呼吸} \\
\text{水谷之气——脾胃——运化} \\
\text{先天精气——肾——藏精}
\end{cases}
$$

气的生成——三脏的生理功能协调而成。

说明：

自然界清气，简称清气，有赖于肺的呼吸运动而吸入，故清气的多少取决于肺的功能。

水谷之气，简称谷气，有赖于脾胃对饮食物的受纳运化，故谷气的多少，既与饮食物的质与量有关，更与脾胃功能的强弱有关。

先天精气，简称精气，有赖于肾对先天禀赋物质的封藏，故精气的多少，既与先天禀赋有关，也与肾的封藏功能有关。

清气、谷气、精气在肺、脾胃、肾等脏腑的共同作用下，生成人体之气。

临床见气虚患者，若属于气生成不足者，我们即可按照上述理论认识去分析探求其具体原因，并据因论治。

24

二、气的分类(仅是主要的)

$$
\text{气的分类} \begin{cases} \text{元气} \\ \text{宗气} \\ \text{营气} \\ \text{卫气} \\ \text{脏腑之气、经络之气} \end{cases}
$$

说明:

人体之气按其生成来源、分布部位及功能侧重的不同,可分为元气、宗气、营气、卫气及脏腑之气、经络之气。脏腑之气、经络之气的有关内容,分别在"藏象学说"、"经络学说"章中讲述。

(一) 元气

元气——人体最基本的气:

"……真气者,所受于天,与谷气并而充身也。"(《灵枢·刺节真邪》)

组成:肾中先天精气为主,后天之气,包括肺吸入的清气、脾胃运化的水谷之气为次。

分布:根于肾,通过三焦,充斥全身。全身上下内外,无处不到。

功能:人体的原动力。可理解为人体的能量来源,能温煦全身。

说明:

上述原文中的"真气",与《难经》中所载"原气"及这里所讲的"元气",可谓名异而义同。

上述原文中的"天",有两种理解,一种释为先天——即肾中所藏的、禀受于父母的先天之精气;另一种解释为大自然清气合先天精气,本人主张这种解释。

元气根于肾,通过三焦,布达全身,是人体生命活动的原动力。这里将三焦作为元气运行的通道,亦即《难经》所言的"三焦者,元气之别使"。

（二）宗气

宗气——心肺之气：

"故宗气积于胸中,出于喉咙,以贯心脉,而行呼吸焉。"(《灵枢·邪客》)

组成:肺吸入的清气和脾胃运化的谷气为主,肾中精气为次。

分布:积于胸中,并贯注于心肺之脉,上出喉咙,下至气街。

功能:"贯心脉以行气血"。

"走息道以行呼吸"。

推动和调节发音、视觉、听觉等。

说明:

宗气是积于胸中之气。两乳头连线的中点称为"膻中",又称"上气海",是宗气最为集中的地方。气街,相当于腹股沟部位。

贯心脉与行气血,即宗气有推动和调节心律、心力的作用。若见心动应衣,则为宗气外泄之象。

走息道与行呼吸,即宗气有推动和调节呼吸的深度及频率的作用。

依据古文献记载,宗气还有推动和调节发音、视觉、听觉等作用。目前临床都将语声低微作为宗气不足的主症之一。至于宗气与视觉、听觉有关的理论,临床应用不多。

（三）营气

营气——脉内之气：

"……荣者,水谷之精气也,和调于五脏,洒陈于六腑,乃能入于脉也,故循脉上下,贯五脏,络六腑也。"(《素问·痹论》)

组成:脾胃运化的水谷精气为主,肺吸入的清气与肾中精气为次。

分布:行于脉中,循脉上下至全身各处。

功能:营养全身;

化生血液;

宁静与内守。

说明:

"荣者",即为营气。

原文中的"精气"，是指精华、精微物质，即指营养物质。"其精专者，乃深入于脉"，水谷精气中的精专部分，在脉中与血同行，濡养人体。

"和调"，是指五脏都需要依靠营气的荣养，才能进行正常的生理活动。

"洒陈"，营属阴，行脉中，先五脏，后六腑，故称洒陈。

营气是血液的主要组成部分（营气与津液相合而为血液）。营行脉中属阴，营阴当有宁静、内守功能，而不致营血溢于脉外。

（四）卫气

卫气——脉外之气：

"卫气者，所以温分肉，充皮肤，肥腠理，司关合者也。"（《灵枢·本脏》）

组成：同营气，但较活跃。

水谷精微 { "水谷之精气"（精专部分）→入脉中→营气
"水谷之悍气"（慓疾滑利）→行脉外→卫气

分布："……循皮肤之中，分肉之间，熏于肓膜，散于胸腹。"（《素问·痹论》）

功能：温养作用；
调节作用；
抗邪作用。

说明：

原文中的"温分肉"，分，分界之义；肉，当指肌肉。温分肉，即是在肌肉与肌肉之间具有温养作用。

"腠理"为中医专用名词，是指皮肤、肌肉之间的间隙、缝隙，是气液汇聚的地方。腠理开则出汗；腠理闭则无汗。"肥腠理，司关合"，是指卫气具有充养腠理和调节腠理开合的作用。

"循皮肤之中，分肉之间，熏于肓膜，散于胸腹"，可见胸、腹、肌肉、皮肤等均有卫气分布。临床运用最广泛的是敷布于肌肤的卫气理论。

卫气的功能，一是温养作用，温煦内脏、肌肉、皮肤；二是调节作用,调节汗液、腠理开合,以至能调节体温;三是抗邪作用,能抵御外邪的入侵。若卫气虚弱,功能减退,则会出现畏寒肤冷、发热恶寒或容易感冒等症。

上面讲了元气、宗气、营气、卫气,这是机体最主要的气。

此外,还有脏腑之气、经络之气等,实际上即是元气到了某一脏腑、经络,便成为该脏腑之气、经络之气。

【附】中气,即中焦之气,因脾胃位居中焦,故一般将脾胃之气称作"中气"。

就中气的生成而言,一般认为由布散于中焦的元气与脾胃运化的水谷精气相结合而成。

中气的分布应理解为聚于中焦,布散于脾胃肠道之间,并升上达下,斡旋不息。

至于中气的功能,可理解为:一是主司气机升降,二是鼓动脾胃纳运,三是恒定内脏居位。

三、气的运动——气机

机——有规律的运动;气机——气的运动规律。

气的运动形式 $\begin{cases} 升、出——阳 \\ 降、入——阴 \end{cases}$

说明:

升、降、出、入,作为气的运动形式,是《黄帝内经》的一种理论概括。

"升降出入,无器不有",这里所言之"器",是指脏器、器官、组织等。人体所有的生命活动,都是气的升降出入运动的体现。如:

呼吸运动 $\begin{cases} 呼出浊气——升、出 \\ 吸入清气——入、降 \end{cases}$

消化运动 $\begin{cases} 脾升——吸收、输布 \\ 胃降——受纳、传导 \end{cases}$

生理上,升降出入正常,协调平衡——气机调畅,为健康的标志。
病理上,升降出入异常,平衡失调——气机失调,其常见类型为:

气机失调
- 气逆——升↑降↓
- 气陷——降↑升↓
- 气脱——出↑入↓
- 气闭——入↑出↓
- 气滞——气机阻滞

说明:

气逆,是指气的上升太过,下降不及。如肝气上逆即属气的上升太过,因生理上肝气主升。肺气上逆、胃气上逆,即属气的下降不及,因生理上肺主肃降,胃主通降。

气陷,是指气的下降太过,上升不及,如脾气虚弱,无力升清,以致下陷。

气脱,是指气不能内守而外逸,多为久病气虚的进一步发展,或大失血、大失津后,气随血脱,气随津脱。

气闭,是指气不能外达而内闭,程度比气滞要重,故可见胸闷如堵,腹胀如塞;又因气闭不能上达头目,可见突然昏厥;因气闭不能通达四肢,可见手足厥冷。

气滞,是指气机在人体局部阻滞不畅,如见肝气郁滞、肠胃气滞、肺气壅滞等。

四、气的生理功能

气的功能
- 推动作用
- 温煦作用
- 防御作用
- 固摄作用
- 气化作用

说明:

这是指气的总的生理功能,也就是对各种气的多种生理功能的理

29

论概括。

推动作用,是指气具有促进生长、发育,推动血液、津液运行,激发脏腑、经络功能等作用。这种推动作用多以元气为主。

温煦作用,是指气能维持正常体温,提供机体能量。气不足者便是寒,气有余者便是热。这种温煦作用多以元气、宗气、卫气为主。

防御作用,是指气能防止外邪入侵,提高机体抗病、康复能力。这种防御作用主要以元气、卫气为主。

固摄作用,是指气有防止血液、津液、精液、带下等液态物质散逸的作用。这种固摄作用多以脾气、卫气、肾气等为主。

气化作用,是指气的运动变化,即是通过气的升降出入运动而引起的各种变化。如摄入饮食物而变成精微物质,依靠脾主运化的气化作用。津液化为正常的尿液、汗液,渗入脉中化为血液,靠的是肺气、脾气、肾气、营气等协同的气化作用。气、血、津液之间的转化,也有赖于人体气的运动变化而实现。

五、气的病理变化

```
                  ┌ 气虚——气的量的不足或质的不佳
气的病理变化 ┤
                  └ 气机失调——气的运动阻滞或升降出入失常
```

说明:

气的病理变化,可分为气虚与气机失调两类。气虚指的是气的不足或气的功能减退。气机失调指的是气的运动阻滞及气的升降出入异常。

(一) 气虚

```
气虚:
气的不足(量的减少)或气的某一项功能减退。
原因:生成不足;耗损太过。
临床表现:面色不华,神疲乏力,语声低微,脉象无力。
另可见气的各种功能减退。
```

说明：

气虚的原因，不外气的生成不足和气的消耗太过。

生成不足，多见于脾、肺、肾的病变经久不愈，影响气的生成。也可见于摄入的饮食物不足或运化障碍。还可见于全身衰弱、年迈之体。

耗损太过，多见于久病不复、过于劳倦（劳倦伤气）等原因。

主要临床表现中的神疲乏力，语声低微，脉象无力等症，实际上是气虚而致能量不足的病理表现。

若主要表现为气的推动无力，可见疲乏无力、生长发育迟缓、脏腑功能减退。

若主要表现为气的温煦功能减退，主症是畏寒肢冷、小便清长、大便溏泄等。

若主要表现为固摄功能减弱，可见自汗、多尿、带多、滑精、出血等。

若主要表现为气化功能失常，临床突出表现为水湿痰饮等病理产物的出现。

若主要表现为气的防御功能低下，则多表现为素易感冒，病后难复。

（二）气机失调

气机失调：

1. 气滞——气的运动不利、受阻、局部不通。

原因：情志不舒——多见肝气郁结。

饮食失调——多见胃肠气滞。

外邪侵袭——多见寒滞经脉。

外伤——多见瘀血阻络。

气虚——气虚推动无力，如见脘腹虚胀。

临床表现：局部的闷胀、疼痛、痞块，程度与部位不固定，且发过如故，得排气、嗳气而缓解。

说明：

气滞是指气的运动受阻的病理表现，其多发生在人体的某一局部、某一脏腑、某一经络，如上焦气滞、肠胃气滞、肝经气滞。

引起气滞的原因是多种多样的，其中情志因素最为常见。

2. 气逆与气陷

气的升降失常 { 气逆——气的升多降少
气陷——气的升少降多

气逆 { 肺气上逆：咳嗽、喘促
胃气上逆：恶心、呕吐、嗳气、呃逆、脘腹胀满
肝气上逆：头痛、眩晕、面红、升火、甚则气厥

气陷——中气（脾胃）下陷——久泄、脱肛、脘腹坠胀、内脏下垂、子宫脱垂。

说明：

气逆与气陷均为气的升降异常的病理表现。气逆的病理变化多涉及肺、胃、肝等脏腑。气陷的病理变化主要涉及脾，因脾主升清。

3. 气闭与气脱

气的出入失常 { 气闭——气机内闭而不能外达
气脱——气机外脱而不能内守

说明：

气闭多见于邪热过于亢盛，或触冒秽浊之邪，或突受精神创伤，使气机在内闭阻不通。常见表现为胸闷如堵、突然昏厥、不省人事等心窍闭塞之症，也可见四肢厥冷、面唇青紫等气不达外之象。

气脱多为正不敌邪，或久病、重病而使正气耗竭，或大出血、大汗出、大吐泻而使气随津血而脱。其临床多见面色苍白、汗出不止、二便失禁、目闭口张、脉微欲绝等症。

第二节　血

血是红色的液态物质，是构成人体和维持人体生命活动的基本物质之一，具有很强的营养与滋润作用，就其实际所指而言，与西医学所

言的血并无不同。但中医学有关血的生成、运行等理论,与西医学颇有差异。

一、血的生成

饮食物
↓
脾胃运化→谷气 {营气 / 津液} 二者结合＋肺气化合→生成血

"……中焦受气,取汁,变化而赤,是为血。"(《灵枢·决气》)

"……此所受气者,泌糟粕,蒸津液,化其精微,上注于肺脉,乃化而为血……"(《灵枢·营卫生会》)

说明:

中焦脾胃受纳运化饮食物,生成营气与津液,两者相合,变化而赤,是谓血。

所引原文中的"此",是指中焦(脾胃)。原文同时强调了肺在化生血液中的作用。事实上,在化生富含营养的动脉血的过程中,肺吸入的清气的化合作用是十分重要的。

另外,尚有精血互化之说。中医理论认为,精血同源,精血互化。临床可见精血两亏的病证。

中医学所说的血的生成理论中,有以下几点需要特别注意:

一是强调血液的生成重在脾胃,重在谷气。中医临床治疗血虚,注重调理脾胃,并嘱咐患者要增加营养,其理即在于此。

二是强调血液的牛成以气为主,故说"气能生血"。中医临床治疗血虚,注重补气以生血。当归补血汤中,补气之黄芪数倍于补血之当归,其理亦在于此。

三是该理论虽然与西医学不同,但这一理论对中医临床具有不可或缺的指导意义。

33

二、血的运行

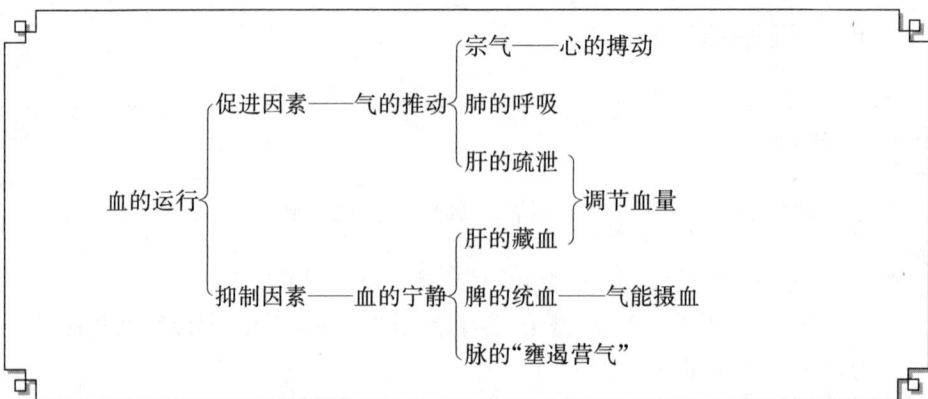

说明：

血的正常运行取决于促进、推动因素与抑制、宁静因素的对立统一。

血液运行的促进因素中，宗气的鼓动、肺气的助心行血、肝气的调畅气机等，均属于气能行血的作用范围。

血液运行的抑制因素中，以肝的藏血、脾的统血以及脉的固摄作用有关。

血的正常运行，就整体而言，即是气能行血，气能摄血。

三、血的功能

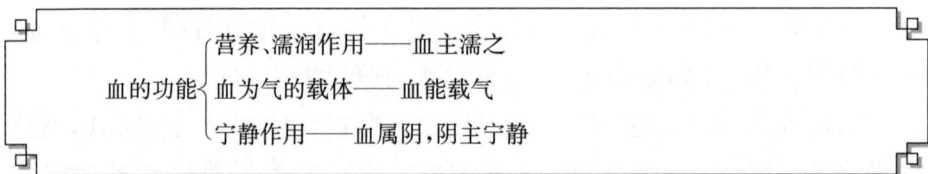

说明：

血中富含营气，故对全身有重要的营养作用。血不养心、血不养肝、血不养脑、血不养筋、血不养肤、血不养目、血不养发、血虚冲任失养等病证，临床十分常见。

血为液态物质，故其也有滋润作用。

血为气的载体，临床可见气随血脱；血能濡养气，以维持气的正常生理功能,临床上气血两虚颇为常见。

有形之血的宁静作用,是与无形之气的推动作用相对而言的。临床上血虚患者可见心神不宁、精神烦躁等症状。养血以宁神为中医临床常用之法。

四、血的病理变化

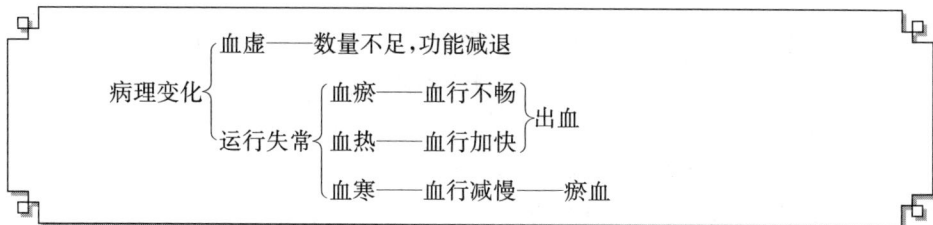

说明:

中医所说的血虚,不仅指血量的不足,更指血的濡养功能的减退。

血瘀和血热均可引起出血。前者由于瘀血阻脉,血不循经;后者由于血分有热,血热妄行。

寒热是影响血行的因素之一,热者血行加快,易致出血;寒者血行减慢,易致瘀血。

(一) 血虚

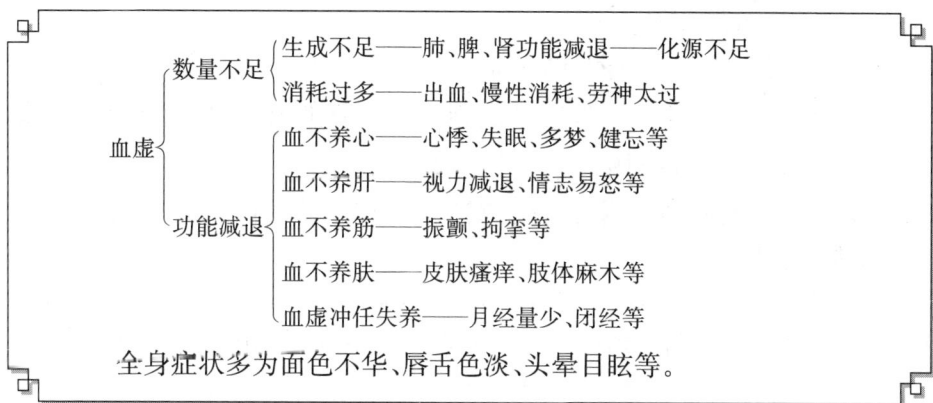

说明:

血虚的原因,不外生成不足和消耗太过。前者主要与脾胃虚弱或摄食过少,化源不足有关。后者主要与出血、劳倦或因病而慢性消耗有关。

血虚濡养功能减退,除可出现血虚失养的全身症状以外,临床依据所见症状的不同,还可分别进行定位分析。就血虚影响五脏而言,最易累及心和肝,即多见心血不足、肝血不足或心肝血虚。

(二) 血瘀

血瘀——一指血行不畅,二指瘀血阻滞(脉内、脉外均可)。

原因——气虚、气滞、血寒、血热、离经之血。

临床表现:

局部肿胀,疼痛——刺痛,持久不已;

肿块——癥、积(内脏肿大、肿痛);

出血——反复不止;

面目黧黑,青紫,舌紫黯,瘀斑——全身症状。

说明:

脉内血行不畅,或脉内、脉外的瘀血阻滞,在中医学中均被称为血瘀。

气虚所致血瘀,是因气能行血,气虚推动无力所致。

气滞所致血瘀,也是因气能行血,气滞则血瘀。

血寒所致血瘀,是因寒性凝滞,血遇寒则凝,这种病理状态既可发生在全身,又可发生在局部。

血热所致血瘀,是因为热入血分,灼伤津液,血液干涸,形成血瘀。

离经之血所致血瘀,即是指出血之后,瘀血阻滞脉中或留于脏腑组织之中,以致血行不畅。

至于血瘀的种种临床表现的发生机制,在幻灯内容中已有阐述。

(三) 血热

血热——血得热则行——血行加快——出血的主因(血热妄行、灼伤脉络)

原因
病邪化热入血
五志过极
脏腑内热

```
          ┌ 热象——舌质红绛、面红目赤、心烦易怒、口干、脉数
  临床表现 ┤ 迫血妄行——出血,多血色鲜红
          └ 灼伤津液——血燥津枯——血瘀、燥象
```

说明:

血热,是指热入血分(血分有热)的病理状态。

就血热的形成原因而言,一是病邪化热入血,除火热之邪可以深入血分以外,其他如寒、湿、痰、瘀等,日久均能郁而化热入血。二是五志过极,皆能化火,如肝火、心火等,也可引起血热。诚如刘河间所言:"五志过极,皆为热甚。"三是脏腑阴阳失调,阳盛则热,阴虚则热,引起脏腑内热,由此而进一步引起血热。

血热的临床表现中,舌质红绛、面红目赤、心烦易怒、口干、脉数等热象是其共有的症状。因血热则耗血动血,故血热又多见出血倾向及阴血被耗的种种征象。

(四) 血寒

```
  血寒——血得寒则滞——血行滞缓——瘀血、疼痛
       ┌ 外寒入侵,阴盛则寒
  原因 ┤
       └ 阳气不足,阳虚则寒
          ┌ 血瘀——血寒行滞而成瘀
  临床表现 ┤
          └ 疼痛——血寒凝而致疼痛(不通则痛)
```

说明:

血寒,是寒入血分,血行凝滞的病理状态。

形成血寒的原因分内外、虚实两端:阴寒入侵,阴盛则寒,是为外寒、实寒;阳气不足,阳虚则寒,是为内寒、虚寒。

血寒的临床表现侧重于血瘀(血遇寒则凝)的征象及疼痛(不通则痛)的症状。

第三节 津 液

津液与血液均为液态物质,脉外者称为津液,脉内者称为血液。

一、津液的概念与功能

> 津液,人体一切正常水液的总称。
>
> 津——清稀,流动性大,能外达于肌表,以润泽皮肤、黏膜、孔窍。
>
> 液——浓稠,流动性小,能充养脏腑、骨、脊、脑,滑利关节。

说明:

津液是人体一切正常水液的总称,包括唾液、胃液、肠液及适量的涕、泪等。

汗液和尿液,因其均为正常的分泌液、排泄液,故在古医籍中也将其视作津液范畴。如《黄帝内经》所说:"汗出溱溱谓之津。""膀胱者,州都之官,津液藏焉。"目前的认识多未将汗液、尿液归于津液之中,这是因为它们不再为人体所重新利用。

津与液多为液态物质,故多可统称。但在病理变化时,伤津与脱液有所区别,所以津和液在质地、流动性、分布等方面的区别,我们还是应该熟知的。

二、津液的生成与代谢

> "饮入于胃,游溢精气,上输于脾,脾气散精,上归于肺,通调水道,下输膀胱,水精四布,五经并行。"(《素问·经脉别论》)

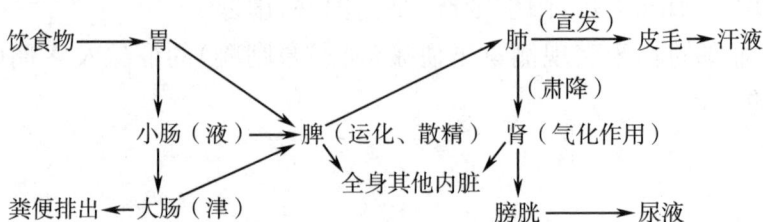

饮食物 → 胃
胃 → 小肠（液）
胃 → 脾（运化、散精）
小肠（液）→ 脾（运化、散精）
小肠（液）→ 大肠（津）
大肠（津）→ 粪便排出
脾（运化、散精）→ 肺
脾（运化、散精）→ 全身其他内脏
脾（运化、散精）→ 肾（气化作用）
肺（宣发）→ 皮毛 → 汗液
肺（肃降）→ 肾（气化作用）
肾（气化作用）→ 膀胱 → 尿液

说明：

"游溢"，是指好像煮粥时沸腾满溢的样子，以形容胃的腐熟水谷作用。

"通调水道"，通，即流通；调，即和调；水道，即是津液升降出入的通道。

饮食物受纳于胃，惟有通过脾的运化、散精作用，才能将其中的精微物质吸收、播散，即《黄帝内经》所言的"脾为胃行其津液"（《素问·太阴阳明论》）。

津液代谢中，脾一方面将津液"上归于肺"，一方面又将津液播散至全身，"以灌四旁"。肺通过向上、向外的宣发作用，将津液播散至皮毛，并将多余水分发为汗液。肺通过向下、向内的肃降作用，将津液下输至肾与膀胱，在其气化作用下，化生尿液。

小肠主液，大肠主津，两者在津液生成过程中起着一定作用。津清稀而类似水液，由大肠所主。液稠厚而富含营养，由小肠所主。两者功能自有区别，足见古人对大、小肠功能认识已较细微深入。

"肾主水液"。肾在水液代谢中起主宰作用，因尿液生成量、排泄量的多少取决于肾的气化功能，而尿液排泄量的多少，对于水液代谢平衡至关重要。也因一切参与水液代谢的脏腑功能，均有赖于肾的气化功能。

三、津液的病理变化

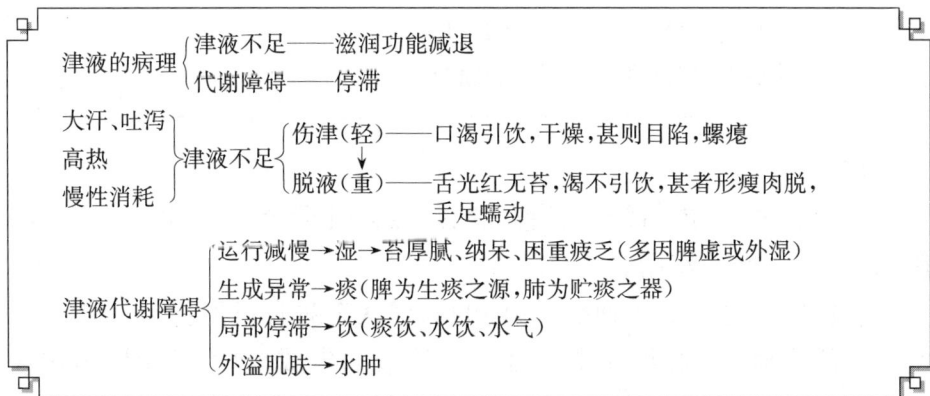

```
津液的病理 ┬ 津液不足——滋润功能减退
          └ 代谢障碍——停滞

大汗、吐泻 ┐      ┌ 伤津（轻）——口渴引饮，干燥，甚则目陷，螺瘪
高热      ├ 津液不足 ↓
慢性消耗   ┘      └ 脱液（重）——舌光红无苔，渴不引饮，甚者形瘦肉脱，
                             手足蠕动

              ┌ 运行减慢→湿→苔厚腻、纳呆、困重疲乏（多因脾虚或外湿）
津液代谢障碍 ├ 生成异常→痰（脾为生痰之源，肺为贮痰之器）
              ├ 局部停滞→饮（痰饮、水饮、水气）
              └ 外溢肌肤→水肿
```

说明：

伤津多由大汗、大吐、大泻或高热所致，而脱液多在慢性消耗性疾病后期出现，或由伤津进一步发展而致。

口渴引饮与渴不欲饮，是临床鉴别伤津与脱液的主要方面。前者提示伤津缺水而饮水自救的能力尚存。后者因其脱液而饮水不能自救，故多口干而不欲饮。

津液代谢障碍多可出现水、湿、痰、饮等病理产物。其中，水，基本上是指水肿，即水湿潴留，泛溢肌肤引起局部或全身水肿。湿，其性类水，可理解为弥散之水，多由脾失健运，水湿运行迟缓而弥漫、浸渍于某些脏腑组织。痰饮，多由水湿停滞积聚而产生，其清稀者为饮，稠浊者为痰，即所谓"积水成饮，酿湿成痰"。

第四节　气血津液之间的关系

气血津液的概念及其功能均有各自的特点。但三者又均是构成人体和维持人体生命活动的基本物质，生理功能方面存在着相互依存、相互为用的密切关系。

一、气对血、津液的作用

> 气能行血、气能行津——气的推动作用
> 气能生血、气能生津——气的气化作用
> 气能摄血、气能摄津——气的固摄作用

说明：

气能行血、气能行津，是指血液、津液运行于全身，全赖气（有关的脏腑之气）的推动作用。

临床因气虚而导致血瘀、津停的病理状态时有可见。

气能生血、气能生津，是指血液与津液的生成，离不开脾胃运化水谷精微；脾胃的运化功能又离不开肾中阳气的蒸腾气化作用。

临床因气虚而致血虚、津亏的病理状态也十分常见。

气能摄血、气能摄津,是指血液在脉管中运行,依靠气的固摄作用。气的固摄作用减退而引起出血的病变,临床称为"气不摄血"。

津液不致从汗、从尿而大量亡失,也是依靠气的固摄作用。如气摄津的功能减退,则会出现多汗、多尿、流涎等病症,可称之为"气不摄津"。

二、血、津液对气的作用

血能载气、津能载气——血与津液都是气的载体。

气是依附于血与津液的,血与津液的通道,也是气的通道,故称血为气之舍。同时血与津液又能营养气,使气充分发挥作用。因为是载气,所以在病理情况下,就会出现气随血脱、气随液脱的变化。

三、血与津液的关系

血与津液——互生互化,津血同源。

津液与血均属于液态物质。血液行于脉中,津液行于脉外,津液渗于脉中则又是血液的组成部分,因此两者关系非常密切。津液严重不足时,可使血液干涸而成血虚、血瘀;血液大量流失时,也能引起津液的不足,故有"夺血者无汗,夺汗者无血"的说法(血虚、血枯之人,不能再给予发汗疗法;多汗或已予发汗的人,不能再给予破血、放血疗法)。

41

第四章

经络学说（略讲）

经络学说是中医学基础理论的重要组成部分。它是研究人体的生理功能、病理变化及其与脏腑相互关系的学说，其不仅是针灸、推拿、气功等学科的理论基础，而且对指导中医临床各科均具有十分重要的意义。前一段时间所讲授的气血津液理论及后面所要讲述的藏象理论、病因理论等，只有与经络学说结合起来，才能比较完整地阐述人体的生理功能、病理变化，并指导临床诊断与治疗。因此，经络学说受到历代医家的高度重视。但由于教学时间有限，加之以后学习"针灸学"时，经络学说还会详细介绍，故这里只能就其主要内容略作讨论。

第一节　经络的概念与经络系统的组成

一、经络的概念

> 经络，是经脉、络脉的总称。
> 经脉是大的主干，大多循行于深部。
> 络脉是小的分支，大多运行于浅表。
> "经者，径也；经之支派旁出者为络。"（《医学入门》）
> 作用：气血运行的主要通道；
> 　　　联络人体各部的途径。

说明：

经络之"经"，有路径之意，即主要通道的意思。经络系统中共有十二条经，称为"十二经脉"，其有一定的循行路线。

经络之"络"，有网络之意，即指经脉的分支，比较细小，且行于浅表。

经络的生理作用,一是气血运行的主要通道。经络好像河道沟渠一样,纵横交错相通。全身气血运行是不断循环、没有休止的;二是联络人体各部的途径。经络系统联络人体的内与外、上与下、脏与腑等,使之成为有机整体。

二、经络系统的组成

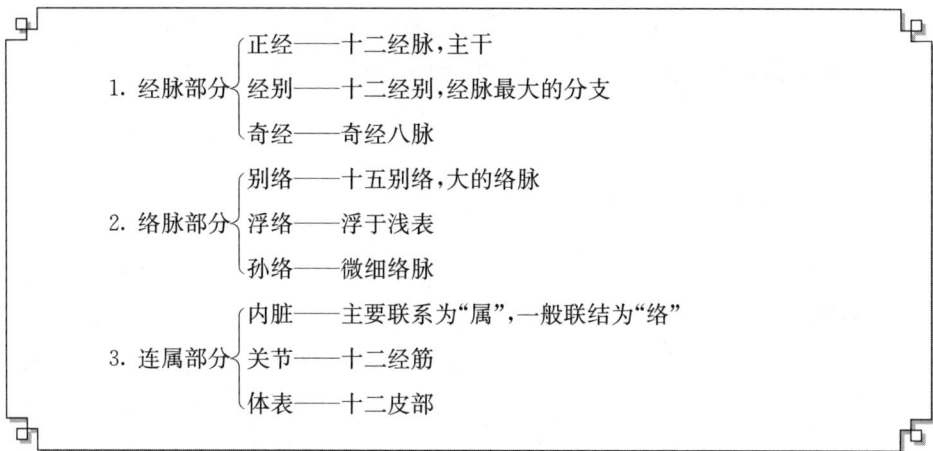

```
           ┌ 正经——十二经脉,主干
1. 经脉部分 ┤ 经别——十二经别,经脉最大的分支
           └ 奇经——奇经八脉

           ┌ 别络——十五别络,大的络脉
2. 络脉部分 ┤ 浮络——浮于浅表
           └ 孙络——微细络脉

           ┌ 内脏——主要联系为"属",一般联结为"络"
3. 连属部分 ┤ 关节——十二经筋
           └ 体表——十二皮部
```

说明:

经络系统分为经脉部分、络脉部分、连属部分三类。

经脉部分又分为正经、奇经、经别。

正经,即十二经脉(手足三阴三阳),是经络系统的主干部分,其作用最为重要,全身穴位主要集中在十二经脉。

奇经八脉(督、任、冲、带、阴跷、阳跷、阴维、阳维)是十二经脉的重要补充,并有调节全身气血的作用,正经气血注满后溢出于奇经八脉中。

经别,即十二经别,是十二经脉分别别出的最大分支,有加强经脉之间联系的生理作用。

络脉部分又分为别络、浮络、孙络。

别络,即十五别络,是经络系统中大的络脉。十二经脉各有一条络脉,督脉、任脉各有一条络脉,足太阴脾经另有一大络,故称十五别络。

浮络,是指浮于体表的络脉。

孙络，是指十分细小的络脉。

经络系统的连属部分，在内络属脏腑，如十二经脉分别络属六脏六腑（五脏六腑加心包）。十二经脉在外联系四肢百骸，主司关节运动的部分，称为十二经筋。十二经脉联系和调控皮肤的部分，称为十二皮部。

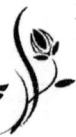

第二节 十二经脉的名称、走向及其在四肢的分布规律

一、十二经脉的名称

挂图及模型：

说明：

十二经脉的名称、起止点及在四肢的路线如下：

手太阴肺经（属肺络大肠），起于中焦，止于拇指之端，在四肢的路线主要为上肢内侧前缘。

手阳明大肠经（属大肠络肺），起于食指桡侧端，止于对侧鼻翼旁，在四肢的路线主要为上肢外侧前缘。

足阳明胃经（属胃络脾），起于鼻翼旁，止于足第二趾外侧端，在四肢的路线主要为下肢外侧前缘。

足太阴脾经（属脾络胃），起于足大趾内侧端，止于"连舌本，散舌下"，在四肢的路线主要为大腿内侧前缘。

手少阴心经（属心络小肠），起于胸中，止于小指桡侧端，在四肢的路线主要为上肢内侧后缘。

手太阳小肠经（属小肠络心），起于小指外侧端，止于目内眦，在四肢的路线主要为上肢外侧后缘。

足太阳膀胱经（属膀胱络肾），起于目内眦，止于小趾外侧端，在四肢的路线主要为下肢外侧后缘。

足少阴肾经（属肾络膀胱），起于足小趾下，止于舌根两旁，在四肢的路线主要为下肢内侧后缘。

手厥阴心包经(属心包络三焦),起于胸中,止于中指桡侧端,在四肢的路线为上肢内侧中线。

手少阳三焦经(属三焦络心包),起于无名指尺侧端,止于目外眦,在四肢的路线为上肢外侧中线。

足少阳胆经(属胆络肝),起于目外眦,止于足第四趾外侧端,在四肢的路线为下肢外侧中线。

足厥阴肝经(属肝络胆),起于足大趾爪甲后,止于头顶部,在四肢的路线为下肢内侧中线。

二、十二经脉的走向

> 手之三阴,从脏走手;
> 手之三阳,从手走头;
> 足之三阳,从头走足;
> 足之三阴,从足走腹。

说明:

手为手三阴与手三阳的交接处。

头面为手三阳与足三阳的交接处,故有"头为诸阳之会"之说。

足为足三阴与足三阳的交接处。

胸腹为手三阴与足三阴的交接处。

三、十二经脉在四肢的分布规律

> 一是手经分布在上肢,足经分布在下肢;
> 二是阴经分布在内侧(在上肢即屈侧),阳经分布在外侧(在上肢即伸侧);
> 三是手足三阴三阳在四肢内外两侧的前后排列次序是:
> 太阴、阳明在前,厥阴、少阳居中,少阴、太阳在后。

说明:

对十二经脉在四肢分布规律的认识非常重要,熟知上述三条规律后,只要确定某一条经脉的全称,我们即能了解其在四肢的分布情况。

如:"手太阴肺经",因其为手经,知其在上肢;因其为阴经,知其在内侧;因其为太阴,知其为前缘。三者合一,即知手太阴肺经在四肢的路线为"上肢内侧前缘"。

第三节 奇经八脉的分布与作用

一、奇经的分布与各自的作用

> 督脉——起于胞中,"阳脉之海"
> 任脉——起于胞中,"阴脉之海" } 一源三歧
> 冲脉——起于胞中,"冲为血海"
> 带脉——犹如束带,约束纵行诸经

说明:

督脉,起于胞中(胞宫),从内生殖器官—出于会阴—沿背部正中上行到头顶—额—鼻—上唇龈交穴(上唇系带处)。六阳经与督脉交会(大椎),故其对阳经有调节作用,被称为"阳脉之海"。督脉属脑络肾。因肾生髓,脑为髓海,故督脉与肾、脑、脊髓等关系密切。

任脉,起于胞中(胞宫)—下出会阴—腹部正中线上行—口唇(环绕口唇)—到目眶下。任脉对足三阴经有调节作用,被称为"阴脉之海"。其尤与孕育胎儿有关,故有"任主胞胎"之说。

冲脉,起于胞中(胞宫)—下出会阴—在腹胸与肾经相并上行,到胸中而散—口唇(据文献记载,冲脉另有两大分支。一是从腹股沟浅出体表,沿大腿内侧向下。二是从胞中出,向后与督脉相通,上行于脊柱之内)。冲脉有调节十二经气血的作用,故被称为"十二经脉之海"。冲脉与妇女的月经密切相关,故又被称为"血海"。

督脉、任脉、冲脉为"一源三歧"。一源,指三脉均起于"胞中"。

带脉,起于季肋,绕身一圈,犹如束带。带脉的主要功能是约束纵行的经脉,主要用于治白带、内脏下垂等症。

阴跷
阳跷 } 起于足跟 { 内踝
外踝 } 协同濡养眼目,主司眼睑开合

阴维——起于下腿部小腿内侧——"维络诸阴"

阳维——起于外踝下——"维络诸阳"

说明:

阴跷脉、阳跷脉均起于足跟部。阴跷脉经内踝,沿下肢内侧上行,经前阴、腹、胸、缺盆、鼻旁至目内眦。阳跷脉经外踝,沿下肢外侧上行,经腹、胸、肩、颈外侧,上夹口角至目内眦。

阴跷脉、阳跷脉的主要功能,一是濡养眼目,协同控制眼睑的开合;二是古代医家认为其尚有协同控制下肢肌肉运动的生理作用。肌肉抽搐或弛缓的一些病证,多与阴、阳跷脉有关。

阴维脉,起于下腿部小腿内侧,与足太阴脾经、足厥阴肝经相合,上行与任脉相合。阳维脉,起于外踝下,与足少阳胆经并行,与督脉、阳跷等交会。

阴维脉的主要作用是维系阴经;阴维的病变主要是心痛、腹痛、腰痛。

阳维脉的主要作用是维系阳经;阳维的病变主要是长期发热不退。

二、奇经八脉的共同作用

一是密切和加强经络之间的联系。

二是调节十二正经的气血。

三是"八脉隶属于肝肾"。

说明:

奇经有密切和加强经络之间联系的作用,如"阳维维于阳",组合所有的阳经;"阴维维于阴",组合所有的阴经;带脉"约束诸经",沟通

47

腰腹部的经脉;督脉"总督一身阳经";任脉"总任一身阴经"。

奇经能调节十二经脉气血,十二经脉气血有余时,则流注于奇经八脉,蓄以备用;十二经脉气血不足时,可由奇经"溢出",给予补充。

八脉隶属于肝肾,如冲任、督带之脉与肝肾功能配合,与人体的生长、发育、生殖功能等均密切相关。此外,查阅古代医学文献可知,调补冲、任、督、带的药物,也均具有补益肝肾精血或元阴元阳的作用。

第四节　经络的生理、病理及临床应用

生理功能	联系全身 通行气血 反应和传导	
病理作用	外邪入侵的途径 病理反应的途径 脏腑病变相互影响的途径	
临床应用	分经辨证 分经用药 循经取穴 按腧穴	

说明:

通过经与经、经与络、正经与奇经、正经与别络以及经筋、皮部等的联系,把全身内外、上下、表里之间都沟通起来,形成一个互相密切联系的有机整体。

经络是气血流行的通道。由于经络的作用,使气血不断循环,永无休止。通过气血的运行,五脏六腑、四肢百骸,从体表到内脏都能得到气血的濡养灌溉。

外邪入侵人体,通过经络由表入里,传入内脏。

某一脏腑病变,通过经络循行路线,反映到它所属的部位。如真

心痛,心痛可经手少阴心经向左手尺侧放射。

经络是脏腑病变相互影响的途径,如肺与大肠相表里,肺经的病证,如发热、咳嗽等,多兼有大便秘结。用通理大便的药,有助于发热、咳嗽等肺经病证的治疗。

分经辨证、分经用药、循经取穴,是经络理论最为重要的临床应用。

经络理论用以分经辨证,如:阑尾炎时在足三里有压痛,胆囊炎时胆囊穴有压痛。可见经络既有其生理传导功能,又有其病理反应作用。再如:肝火上炎,出现目赤、头痛(肝经连目系,达巅顶);真心痛(心绞痛),痛引上肢尺侧(心经行于上肢内侧后缘)。

分经用药是根据分经辨证、药物归经的原则来选择用药。如:头痛的辨证与治疗,甚于前额者,属足阳明胃经(阳明头痛),用白芷等;甚于两侧者(太阳穴),属足少阳胆经(少阳头痛),用柴胡等;甚于后枕者(连颈项),属足太阳膀胱经(太阳头痛),用羌活等。

循经取穴,是指根据经脉的循行路线和联系范围来选取穴位进行治疗的方法,这是针灸治病最常见的方法。"宁失其穴,毋失其经"的古训,更是强调了经络理论在针灸治疗中的重要作用。

经络理论的临床应用还表现在按腧穴(内脏在体表的反应点)以帮助诊断方面。尤其是背部膀胱经的穴位,在反映体表与内脏的联系方面,有一定的临床意义。如溃疡病患者按胃俞穴(第十二胸椎旁开3寸)有压痛。胆囊炎患者按胆俞(第十胸椎旁开3寸)有压痛,胆囊穴(胆经的阳陵泉下1寸)也有压痛。

49

第五章

藏 象 学 说

第一节　概　述

一、藏象学说的含义、内容与范围

> 藏象学说,是以研究脏腑的生理功能、病理变化及其辨证论治规律为主的系统理论。
>
> 藏:脏腑在体内,体外不能见其形象与变化。
>
> 象:表象,即是内在生理、病理的外在表象。
>
> 内容与范围——不限于脏腑的生理与病理,还包括脏腑与体、液、华、窍等的生理联系及病理变化。

说明:

藏象的含义,简单地说就是藏在体内的内脏、器官的外在表现。也就是说,通过对人体各种表象(即主观感觉、客观现象)的观察分析,研究探讨内脏、器官等生理功能与病理变化的一种学说,所以叫做藏象学说。

"藏居于内,形见于外,故曰藏象。"(《类经》)

藏象学说的内容与范围不限于脏腑的生理与病理,还包括"象"的内容,如脏腑与体、液、华、窍等的生理联系及病理变化。

藏象学说是中医学基础理论的重要组成部分,本章主要讲授脏腑的生理功能、生理联系及病理变化。至于相关的辨证与治疗部分则在"中医诊断学"的内容中讲述。

二、脏与腑的主要区别

> | 主要区别 | 五藏（脏）：心、肺、脾、肝、肾——"藏精气而不泻" |
> | --- | --- |
> | | 六府（腑）：胆、胃、小肠、大肠、膀胱、三焦——"传化物而不藏" |
> | | 奇恒之府：胆、脑、髓、骨、脉、女子胞——"异常之府" |

说明：

五藏（脏）：藏，贮藏、化生精气（包括精、气、血、津液等），故称"藏精气而不泻"。因精气是很精微、富有营养的物质，应以充满为佳；同时，外来的饮食物等不能直接进入五脏，故又言五脏是"满而不实"。

六府（腑）：府，库府之义，其接受、消化饮食物及排泄糟粕，即是"传导化物"，故称"传化物而不藏"，饮食物中有很多残渣，不能在胃肠中久留；同时饮食物进入人体后，必须依次传递，不能把胃、肠中的空腔都填满，故又言六腑是"实而不满"。

奇恒之府：奇恒，不寻常、异常之义。奇恒之府即是不寻常的府。其生理功能不能用"传化物而不藏"来概括，故把胆、脑、髓、骨、脉、女子胞称为奇恒之府。

六腑之一的胆，由于它既与消化饮食物有关，而又非水谷的通道，故它既是六腑之一，又属奇恒之府。

三、藏象学说的来源与发展

> 一是古代的人体解剖学；
> 二是对机体的生理、病理现象进行长期、仔细的观察与分析；
> 三是通过治疗效果的验证，充实和修正藏象学说的理论。

说明：

古代人体解剖学的内容在《黄帝内经》中已有记载，所谓"其死可解剖而视之。其脏之坚脆，腑之小大，谷之多少，脉之长短，血之清浊……皆有大数"(《灵枢·经水》)。据查考,脏器、骨骼等的坚脆、长短、大小的比例与现代解剖学基本相似。

藏象理论源于临床观察,如皮肤着凉而患感冒,会出现鼻塞流涕、咽痒咳嗽等症状,因此而逐步认识到,肺与皮毛、鼻、咽喉之间存在着密切的生理病理联系(肺主皮毛,肺开窍于鼻,喉乃肺系所属)。

临床治疗的反证也是藏象理论的来源之一,如许多眼部疾病从肝论治而获效,许多骨骼疾病从补肾入手治疗而有效,均可反映"肝开窍于目"、"肾主骨"的临床指导意义。

四、藏象学说的主要特点

(一) 以五脏为中心的整体观念

以五脏为中心的整体观念:
脏腑分阴阳,一脏一腑为表里;
五脏与形体、诸窍联结成整体;
五脏的生理、病理与精神意识活动联结成整体。

说明:

藏象学说以五脏为中心的整体观念主要反映在以下几个方面:

一是脏腑分阴阳,一脏一腑相为表里。如心与小肠、肺与大肠、脾与胃、肝与胆、肾与膀胱。经络学说中又以心包为脏,与三焦相为表里。

阴经属脏,脏贮藏精气;阳经属腑,腑传导水谷。一般认为构成脏腑表里关系的依据如下:

一是经络上的相互联系(络、属);

二是生理功能方面的密切联系。

需要说明的是,藏象学说对于六腑的生理与病理的论述远较五脏为简略,而且均从属于五脏,即所谓藏象学说是"详于五脏而略于六腑",在这里我们称其为"以五脏为中心"。

其所反映的第二个方面是五脏与形体、诸窍联结成整体。如:

心,在体合脉,其华在面,开窍于舌。

肺,在体合皮,其华在毛,开窍于鼻。

脾,在体合肉,其华在唇,开窍于口。

肝,在体合筋,其华在爪,开窍于目。

肾,在体合骨,其华在发,开窍于耳及二阴。

五脏与五体、五华、五窍有着密切的生理病理联系,亦即形体官窍的生理病理从属于五脏。所谓开窍,即是内脏与外界相通的孔穴,故又称为五脏之外候。

三是五脏的生理、病理与精神意识活动联结成整体。如:

心在志为喜;肺在志为悲(忧);脾在志为思;肝在志为怒;肾在志为恐。

五脏的生理功能与精神意识活动之间关系密切,即精神情志从属于五脏。人的精神情志活动是否正常,既与外界刺激因素有关,更与五脏的生理功能是否正常有关。

我们可以从以上三个方面来理解藏象学说"以五脏为中心"的整体观。若要再深入分析这三个方面的内容,可以归结为人体的内环境是一个整体;人体的内环境与自然界的外环境又是一个整体。人体内环境是否安和,依赖于五脏的生理功能是否正常与协调;外界环境发生变化时,机体内环境如何进行相应的变化,以适应变化了的外界环境,从而维持内环境的平衡协调,同样依赖于五脏的生理功能。所以,藏象学说中的脏,我们不能简单地、单纯地、孤立地看成是一个实质性的脏器,而是应视其为一个生理、病理系统的综合单位,这就构成了藏象学说独特的理论体系。

(二)藏象学说的独特理论体系

心——包括心血管系统、部分大脑的功能。

肺——包括呼吸系统、体表防御、汗液调节、水液调节等功能。

脾——包括消化系统、造血功能、凝血功能等。

肝——包括神经系统、部分大脑功能和血量调节等。

肾——包括泌尿、内分泌、骨骼、神经等系统。

说明：

藏象学说中的心、肺、脾、肝、肾五脏，不仅是实质性脏器的概念，一个脏腑的功能往往涵盖现代解剖学中多个脏器或系统的内容，这是需要我们特别注意的。

此外，藏象学说并不是单纯的生理、病理学，而且还包括临床上的辨证施治。

这正是藏象学说不同于西医学脏器概念的独特的地方。

第二节　脏　腑

一、心

> "……心者，生之本，神之变（处）也，其华在面，其充在血脉……"
> （《素问·六节藏象论》）

说明：

生之本：生命活动的根本。心脏是否搏动是生命活动是否存在的一个鲜明标志。

神之变（处）：神，是指精神意识思维活动。神之变，应以《素问》全元起本的"神之处"为好，即心藏神，心主神明。

其华在面：华，古与"花"通，是光彩、光辉的意思。其华在面，即是心的生理活动可以从面色上反映出来。

其充在血脉：充，充盈，指心的功能是将血液往血脉中充盈。

《黄帝内经》所叙述的心的功能中，除推动血液运行与西医学心血管系统相似以外，其余生理功能均有根本的区别。

（一）心主血脉的生理与病理

1. 基本含义

一是强调全身的血液统属于心；

二是指出全身的脉道统属于心。

脉的生理功能——运行气血。

"夫脉者,血之府也。"(《素问·脉要精微论》)

"……壅遏营气,令无所避,是谓脉。"(《灵枢·决气》)

说明：

心主血脉,是指心具有推动血液在脉道中运行的生理功能。

推动血液运行有赖于心脏的搏动,即古医籍所云心气的推动。

血为气的载体,所谓"血能载气",所以,脉道中运行的不仅是血,还有气,故多统称脉道运行气血。

"食气入胃,散精于肝,淫气于筋"。

"食气入胃,浊气归心,淫精于脉,脉气流经,经气归于肺,肺朝百脉,输精于皮毛,毛脉合精,行气于府……"(《素问·经脉别论》)

说明：

这段经文是讲饮食物吸收后进入血液循环的过程,从中可以清楚地了解到古代医家对于血液循环的早期认识。

2. 维持血液正常运行的必要条件

一是心脉系统的气血是否充盈；

二是阴与阳之间是否协调平衡；

三是脉道是否通利；

四是肺主气司呼吸、朝百脉的生理功能是否正常；

五是肝主疏畅气机、调节血量的生理功能是否正常。

说明：

血液的正常运行,心气的推动,即心脏的搏动是最主要、最关键的,故称心主血脉。但并不单是心脏的功能,还要有其他条件的配合,血液才能正常运行。

阴与阳的作用是相反的,阳动阴静,阳升阴降,阳出阴入,阴阳双方协调平衡,心主血脉的功能才能正常。

脉道通利与否也是血液正常运行不可忽视的重要因素,故古今医家对此均很重视。中医学除了强调瘀血阻滞等因素外,还特别重视痰浊壅塞而使心脉不畅。

上述三大因素是心主血脉正常与否的基本条件,除此以外,肺、肝等有关生理功能是否正常对心主血脉也有影响。

肺朝百脉,强调肺的呼吸功能和解剖特点,其具有"助心行血"的生理作用。此外,肺吸入的清气与脾胃运化的水谷精气相合而成的宗气,具有贯注心脉、鼓动心气的作用。

肝主疏泄,调畅气机,气行则血行;肝主藏血,调节血量,有助于血液的正常循环和分布。

56

> 3. 心主血脉生理功能的外在表象
> 脉象——心在体合脉
> 舌质——舌为心之外候
> 面色——其华在面
> 心胸部感觉——心居膈上胸中

说明:

心主一身之脉,心与脉构成密闭的循环系统,故脉象首先反映心力、心率、心律、血流等情况。所以,脉象如何是心主血脉功能正常与否的重要的外在表象。

正常之脉应是和缓而有一定的力量,节律整齐。脉率、脉律、脉力及脉的流利度、充盈度等的异常变化,往往与心主血脉的功能正常与否密切相关。

心其华在面。面色如何也常是心主血脉功能正常与否的外部表现。

正常面色应是淡红而润泽的。若心火偏亢,心经火热,多见面色偏红;若心气虚弱,心血不足,多见面色偏淡;若心血瘀阻,心脉不畅,多见面色紫黯。

心开窍于舌,舌为心之苗。舌质的色泽、动态是否正常也是心主血脉功能是否正常的临床观察的重要方面。如舌质淡白,可提示心的气血不足;舌尖芒刺,多提示心火上炎;舌质紫黯或有瘀点瘀斑,多提示心脉瘀阻;舌质红绛,多提示心营有热;舌强语塞,多提示心神失司。

心居膈上胸中,两肺之间。心主血脉异常,心胸部必然出现种种不舒的感觉。如出现胸闷、心悸、心慌、心痛等症,这也是心主血脉失常的重要外在表象。

(二) 心藏神的生理与病理

神的含义:

广义——机体内在生理活动及其外在表现。

狭义——精神意识思维活动。

神的产生及其物质基础:

脑是思维的器官——"头者,精明之府……"(《素问·脉要精微论》)

"脑为元神之府。"(《本草纲目》)

血是物质基础——"血者,神气也。"(《灵枢·营卫生会》)

"血气者,人之神……"(《素问·八正神明论》)

说明:

心藏神,其"神"指的是广义之神还是狭义之神,素多争议。结合临床运用而论,本人倾向于狭义之神,即精神意识思维活动的异常,临床多可从心论治。

脑是思维的器官,在中医学中早已有所认识,且有明确的记载。

血是神的物质基础,大脑的思维活动也离不开血液的供养。

心藏神的功能与气血运行之间有着密切关系。气血正常运行则反应灵敏,判别正确,思维清晰。气血运行失常则反应迟钝,神识不敏,思维紊乱。反之,精神意识对气血运行也有作用。精神意识异常可导致气血运行失常。因此,心藏神与心主血脉之间是密切相关的。

心藏神功能的外在表现：

神志状况 { 正常：神志清晰,反应灵敏,思维敏捷,睡眠安然
异常：心烦、失眠、多梦、谵狂、昏睡、昏迷、痴呆

舌体运动 { 正常：灵活自如
异常：僵硬、吐弄

说明：

神志状况的异常可分亢奋与抑郁两方面。神志亢奋,多由心的阳气过亢所致;神志抑郁,多由心的阳气不足所致。

心开窍于舌。舌质的颜色变化多反映心主血脉功能的状态。舌体的动态变化多反映心主神志功能的状态。

(三) 心开窍于舌

心开窍于舌;舌为心之苗;舌为心之外候。

舌的功能——主司味觉,表达语言——有赖于心主血脉、心主神志的生理功能。

"心气通于舌,心和则舌能知五味矣。"(《灵枢·脉度》)

说明：

舌本非窍,惟有在五脏开窍理论中,舌为心之苗窍。正由于此,《黄帝内经》有"心开窍于舌而寄窍于耳"之说。

心的生理病理可以从舌象(主要是舌体的色泽及动态)上得以反映,如：

心阳气不足——舌质淡白胖嫩。

心阴血不足——舌质红绛瘦瘪。

心火上炎——舌尖芒刺,甚者舌体生疮。

心血瘀阻——舌质紫黯,或有瘀斑。

心神失司——舌卷、舌强、舌蹇、失语。

二、肺

> "肺者,气之本,魄之处也,其华在毛,其充在皮……"(《素问·六节藏象论》)
>
> "……并精而出入者谓之魄……"(《灵枢·本神》)

说明:

"气之本",肺的主要生理功能是呼吸,以实现体内外气体的交换,而人体之气,尤其是宗气的生成,又离不开肺吸入的清气,故称肺为气之本。

魄,实质上即是指体表的感觉。

"其华在毛",毛,是指体表的毫毛。"其充在皮",皮,是指全身皮肤。毫毛与皮肤共主一身之表,故后世多统称"肺主皮毛"。

"并精而出入",即是指机体的体表感觉是依赖于气、血、津液、精等精微物质的升降出入而产生的。

(一)肺主气的生理与病理

> 基本含义:
>
> 肺主气,强调全身之气均与呼吸有关。
>
> 原因:一是肺主呼吸——吸清排浊,气体交换。
>
> 　　　二是宗气生成——离不开肺吸入的清气。
>
> 　　　三是全身气机调畅——呼吸是一个重要环节。

说明:

肺主气,是指主一身之气和主呼吸之气。

宗气的生成来源主要为两个部分,肺吸入的清气是重要的组成部分。

呼气,是人体气机上升、外出的运动;吸气,是人体气机下降、入内的运动。气机,即是气的升降出入运动。肺的呼吸运动和全身气机的调节有很大关系。若呼吸失常就会导致气逆、气滞或气虚等。

59

肺的宣发与肃降：
　　正常的呼吸是宣发与肃降之间的协调平衡。
　　宣发（宣布发散）——肺气的向上、向外运动。
　　生理作用：一是排出浊气；
　　　　　　　　二是输精于皮毛；
　　　　　　　　三是宣发卫气，排泄汗液。
　　肃降（清肃下降）——肺气的向下、向内运动。
　　生理作用：一是吸入清气；
　　　　　　　　二是向下输送津液；
　　　　　　　　三是清洁呼吸道。

说明：

肺气的宣发与肃降是相反相成的两种运动形式。宣发与肃降的失常，病理表现自有不同之处。

排出浊气、输精于皮毛、宣发卫气、排泄汗液等生理作用，多体现了肺气向上、向外的运动状态。

吸入清气、下输津液等生理作用，则体现了肺气向下、向内的运动状态。至于其清洁呼吸道的生理作用，则与肺气的清肃特性有关。

宣发与肃降失常的临床表现：
　　肺失宣发——鼻塞、胸闷、咳嗽、无汗等。
　　肺失肃降——咳嗽、气喘、咯痰、尿少等。
　　肺气上逆——气喘为主。

说明：

肺气失宣，以胸闷、咳嗽为主；肺气失肃，以痰多、喘促为主。两者不同，但多相互影响。

（二）通调水道的生理与病理

> 基本含义——呼吸对水液代谢的调节作用。
> 宣发→水液输向皮毛→汗液
> 肃降→水液输至肾→膀胱→尿液
> 肺的通调水道失常→无汗、尿少、尿闭

说明：

通调水道，通，即疏通；调，即调节。肺的呼吸是气的运动，气行则水行，故说通调。

肺为华盖，五脏之中，其居位最高。又由于肺气的宣发和肃降可将水液输送、布散到全身，故又称肺为"水之上源"。

肺失宣发，如感冒无汗；肺失肃降，如肺气壅塞时尿少、浮肿。这些病理变化均可视作肺通调水道的失常。

（三）肺主皮毛的生理与病理

> 皮毛，包括皮肤、汗腺、毫毛等。
> 生理上：
> 肺主皮毛，其具有调节汗液，抵御外邪等功能。
> 肺主皮毛是肺主宣发、输精于皮毛、宣发卫气等生理功能的延续。
> 病理上：
> 肺气虚→宣发无力→卫表不固→易出汗、鼻塞、感冒等。
> 外邪侵犯皮毛→肺气不宣→鼻塞、咳嗽、打喷嚏。

说明：

肺主皮毛，主要指肺具有输精于皮毛，营养皮毛，促使皮毛发挥生理功能的作用。

中医理论认为，皮毛主一身之表，是人体抵御外邪的第一道防线。皮毛也有外感疾病初期阶段的概念。

卫气行于脉外，具有温养肌肉、腠理与皮毛的作用，并且有调节汗液的功能。卫气的这种作用也与肺气宣发有关，肺输精于皮毛，实际上也包括了宣发卫气的功能,卫气对汗液的调节受肺气宣发的控制。

(四) 肺开窍于鼻

> 肺开窍于鼻,鼻为肺之窍。
>
> 鼻的功能——主持嗅觉,协助发音——有赖于肺主气的功能。
>
> "……肺气通于鼻,肺和则鼻能知臭香矣……"(《灵枢·脉度》)

说明:

因鼻为肺系之最外端,与肺系直接相通,故肺气、肺阴的生理功能、病理变化可以通过鼻而得以反映,如:

外邪入侵——从鼻而入——影响肺系。

外邪侵袭肺卫——鼻塞、流涕、喷嚏。

燥邪犯肺或肺阴不足——鼻腔干燥。

三、脾、胃与肠

> "脾、胃、大肠、小肠、三焦、膀胱者,仓廪之本,营之居也,名曰器,能化糟粕,转味而入出者也,其华在唇四白,其充在肌……"(《素问·六节藏象论》)

说明:

现行教材中将小肠与心、大肠与肺放在一起叙述。我们认为这样是不够妥当的。从脏腑表里相关理论来说,心与小肠、肺与大肠相为表里。但从生理病理来说,小肠、大肠毕竟还是消化道的主要器官,在《黄帝内经》中已与脾胃合称为仓廪之本。所以,为了能完整地理解中医对于消化系统的生理、病理描述,我们把脾、胃、肠合在一节内讲解。

"仓廪之本",仓廪,原来指存放谷物的仓库。这里将脾、胃、肠等喻作贮存水谷的仓库,故说器(容器)。

"转味",是指饮食物通过消化,变成精微而吸收,变成糟粕而排泄。

综上所述,藏象理论中的脾,其生理、病理与现代解剖学的相关认识截然不同。

（一）胃主受纳、腐熟水谷、降浊的生理与病理

生理：受纳——接受饮食物。

腐熟——初步消化，使之成为食糜状态。

降浊——初步消化的饮食物，可分为清与浊两个部分。

病理：

受纳与腐熟 { 亢进（胃热）——消谷善饥、口渴引饮
减退（虚寒）——纳呆、厌食、脘闷、胀满、疼痛

降浊 { 胃失和降——纳呆、脘胀、口臭、便秘
胃气上逆——嗳气、恶心、呕吐、呃逆

说明：

胃有受纳、腐熟、降浊的功能，为小肠对饮食物的进一步消化和吸收提供条件。

必须指出，胃对饮食物中的精微物质，包括津液，不能直接吸收。清者，由脾主运化功能吸收（升清）；浊者，由胃的通降功能向下传至小肠（降浊）。

胃热，临床又称胃火，两者是同一性质的。火为热之甚，胃火多由胃热发展而致。火与热是程度上的差别。

脘，即胃，又称胃脘，相当于上腹部。

（二）脾主运化、升清的生理与病理

生理：运化——运动变化，把水谷化为精微。

升清——对水谷精微和津液的吸收，并转输至其他内脏。

病理：

运化失司（脾失健运） { 影响运化水谷——纳呆、腹胀、便溏
影响运化水液——湿、痰、饮、水肿

"诸湿肿满，皆属于脾。"（《素问·至真要大论》）

升清失司（脾虚气陷） { 清气不升——眩晕、腹胀、便溏
中气下陷——久泄、脱肛、内脏下垂

说明：

运化之运，即是运动，通过脾的运动而使水谷变为精微。在生理状况下，脾气的功能是不断运动着的，所以称为"健运"（健，是不停顿、不疲倦的意思）。在病理状况下，脾的运动减弱或减慢了，故称作"脾失健运"或"脾运不健"。健脾药在一定意义上即是增强或增快脾的运动功能，可见，其与补气药有所区别。

脾主运化，主要是指运化水谷，使水谷化为精微，故称为运化水谷。但是脾的运化还具有输布津液的功能，即把津液布散到肺及其他内脏、进而全身，防止津液的停聚，以免生成湿、痰等，故称脾有运化水湿的功能。

湿、痰、饮、水——湿，即潮湿。体内湿度应该是衡定的。而要维持这个相对衡定的湿度，脾的运化起着主要的调节作用。如果脾的运化功能正常，则水液在体内的运行正常而不产生停滞。如果脾的运化功能减弱，津液在体内的运行就减弱了，体内的水分就增加了，这时就称为湿，故湿也可理解为津液的运行减慢。如果津液在局部停滞，就容易变化为痰，所以痰是津液的病理产物，是由津液的变质而形成的。如果脾的运化功能减弱，生成津液的功能不足，那么脾所生成的不是津液而是痰，故说"脾为生痰之源"。痰液停积在局部而量大时称为饮，亦称痰饮、水饮。水饮或津液停滞而外溢肌肤，即为水肿。这即是"诸湿肿满，皆属于脾"的道理。

（三）小肠主泌别清浊

生理：小肠具有进一步消化，区分精华与糟粕的功能。
营养物质的吸收——脾的升清
食物残渣向下输送——胃的降浊
病理：
清浊混淆——腹痛{ 肠鸣、泄泻（向下）／恶心、呕吐（逆上）

说明：

小肠的生理病理统属于脾胃。小肠主吸收精微物质的功能,是在脾主运化、升清功能的推动下完成的。小肠主传送食物糟粕的功能,实际上是胃主降浊功能的延伸。

泌,分泌、涌出的意思;别,离别、分别的意思。泌别,即是分别泌出精华与糟粕。

（四）大肠主传化糟粕的生理与病理

生理:形成粪便,排出体外;与胃的降浊,肺的肃降功能有关。
病理:便秘、腹泻。

说明：

有关脾、胃、肠的消化功能至此已告一段落。总括起来,中医学里以脾升胃降为主体,将小肠的泌别清浊和大肠的传化糟粕也包括在内。所以中医学理论认为"脾胃为后天之本",是指整个消化道是人体赖以吸取营养的根本,并不是仅指脾或胃而已。

65

（五）脾统血的生理与病理

脾能统血的机制与气能摄血相似。

脾不统血——崩漏、便血、肌衄等。

脾是后天之本,气血生化之源。脾胃运化的水谷是元气的重要组成部分。若脾气健旺,生气有源,气的摄血功能就正常,故脾的统血实际意义即是气的摄血作用。脾不统血而产生出血,其病机也与气不摄血相似。

但是,由于脾主升,所以习惯上把气不摄血所引起的崩漏与便血等称为脾不统血。此外,因脾主肌肉,中医临床也多把肌衄归于脾不统血。

（六）脾开窍于口

脾开窍于口,是强调味觉与口味变化与脾密切相关。

脾气升,口知五味;脾气不升则饮食无味,称作纳谷不馨或口淡无味。湿困脾胃时,可见口黏、口甜等味觉改变。

（七）脾主肌肉、四肢

脾主肌肉、四肢,是强调肌肉是否丰满、四肢是否有力,与脾的运化功能密切相关。

肌肉、四肢状况除了体育锻炼以外,能直接反映机体的营养状况,营养的优劣当然与饮食有关,但除去饮食因素,则是与脾的运化功能密切相关。

四、肝与胆

> "肝者,罢极之本,魂之居也,其华在爪,其充在筋,以生血气……"（《素问·六节藏象论》）
>
> 罢:音皮,通疲。罢极之本,即是罢(疲)乏的根本。
>
> 魂:"随神往来者谓之魂"。

说明:

肝主动、主筋,机体疲乏与否多与肝的生理功能有关,故称肝为"罢极之本"。

魂是神的变化,神舍于血,肝藏血,具有调节血量的功能,故说肝为"魂之居",也就是"肝藏魂"。

藏象学说中肝的生理与病理,除肝具有分泌胆汁的功能以外,其余均与西医学明显不同。

（一）肝主疏泄的生理与病理

肝主疏泄的基本含义:

疏,疏通;泄,发泄。疏泄,即是指肝具有向上、向四周扩散气血的的生理功能。故又说:肝的生理功能特点是主动、主升。

> 肝主疏泄的生理作用与表现:
>
> 调畅气机。
>
> 生理:气的升降出入运动正常,气血和调。
>
> 病理:

```
          ┌肝的本脏或本经气滞——胁胀、乳房胀满、少腹或前阴胀痛
          │
肝失疏泄┤横逆侵犯┌脾——腹痛、肠鸣、泄泻
          │        └胃——嗳气、恶心、呕吐、脘痛
          └气血不和——影响冲任——月经不调

                                      ┌神昏气厥
升泻太过——肝气上逆,甚者气机逆乱┤
                                      └迫血妄行
```

说明：

调畅气机，即是指肝的疏泄功能对于气的升降出入运动具有调节作用。

足厥阴肝经起于足大趾丛毛中，沿下肢内侧中线上行，绕阴器，抵少腹，过两胁，经乳房，贯咽喉，达巅顶。故肝经气滞可见前阴胀痛、少腹胀满、两胁胀满、乳房胀痛、咽喉梗阻(梅核气)、头痛等症。

肝失疏泄，可横逆犯脾(肝脾不和)，也可横逆犯胃(肝胃不和)，两者自有不同。前者主要影响脾的运化功能，故多见腹痛、肠鸣、泄泻等症。后者主要影响胃的通降功能，故多见脘痛、嗳气、恶心、呕吐等症。

冲任两脉隶属于肝。冲任和调是月经正常的前提条件。肝失疏泄，气血不和，故在女子多见月经不调，或见经来乳胀、下腹胀痛等症。

肝主疏泄的病理变化，除疏泄不及以外，还常见升泻太过，原因多由郁而化火，或情志暴怒，或肝阳素亢所致。故临床多见肝气、肝阳冲逆于上，突发神昏气厥，也可因火热阳盛而迫血妄行，见鼻衄、咯血(肝火犯肺)、呕血(肝火犯胃)、脑出血(血随气逆，气血一并上冲于脑)。

此外，在生理上，肺气主降，肝气主升，两者和调是全身气机调畅的主要因素。气行则血行，气调则血和。

```
调畅情志
  生理:气机调畅,气血和调,对外界的刺激能作出正常的反应,表现
为心情舒畅、开朗。
       ┌肝失疏泄,气机郁滞——情志抑郁、沉默寡言
  病理┤
       └疏泄太过,气火偏旺——情志急躁、容易发怒
```

说明：

中医所言情志，多指喜、怒、忧、思、悲、恐、惊七情。

调畅情志，实际上是调畅气机的结果。气机调畅时，气的升降出入运动正常，血随气行而气血和调，因而对外界刺激能作出正常的反应。反之，气机失调，势必影响血的正常运行，气血不和，而对外界的刺激就不能作出正常的反应。

若肝气疏泄不及，多表现为抑郁、沉默；若肝气升泻太过，多表现为急躁、易怒。临床治疗时应有所分别，前者侧重于疏肝解郁，后者侧重于平肝降火。

"帝曰：善。余知百病生于气也。怒则气上，喜则气缓，悲则气消，恐则气下，寒则气收，炅则气泄，惊则气乱，劳则气耗，思则气结。"（《素问·举痛论》）

肝气郁结→精神抑郁——因病致郁

精神抑郁→肝气郁结——因郁致病

说明：

炅：音炯，与热同义。

引文说明七情是影响人体气机正常运行而致病的重要因素。同时说明气的运行失常，也能引起情志的变化。

因病致郁与因郁致病常常互为因果，但在辨证时应注意区别，以利于决定治疗原则。

胆汁的分泌与排泄：

胆汁是借肝之余气，积聚于胆，汇聚而成。

生理：肝主疏泄正常——胆汁的分泌与排泄正常。

病理：肝主疏泄失常——胆汁的分泌与排泄异常——口苦、胸胁胀满、疼痛、便溏、黄疸等。

说明：

口苦是胆汁分泌排泄异常的一个临床表现，在西医学中常被忽视，而中医学认为其有辨证意义。口苦，是由于肝火、胆火、胃热、胃火、湿热等原因,引起胆热液泄的一个症状,故临床上常常将口苦作为里热的一个辨证依据。

(二)肝藏血的生理与病理

> 生理:
>
>   一是贮藏血液;
>
>   二是防止出血;
>
>   三是调节血量。
>
> 病理:
>
>   肝血不足——视力减退、爪甲不荣、筋脉挛急、月经量少等。
>
>   肝不藏血——肝的藏血功能减弱,出现多种出血倾向。

说明:

藏血,主要是指贮藏血液。调节血量是由肝的藏血与疏泄两种功能相互作用的结果。王冰所言的"人静血归于肝",即是肝的藏血作用;"人动血行于诸经",即是肝的疏泄所为。

肝血不足(肝的藏血量不足),可能是肝不藏血、出血的结果;也可能是全身血虚,肝无所藏的结果,或是两者兼而有之。

(三)肝主筋的生理与病理

> 筋:相当于肌腱、韧带等。
>
> 肢体的正常运动有赖于筋的活动。
>
> 筋的正常活动有赖于阴血的濡养。
>
> 肝血虚——筋失滋养——拘挛、麻木、振颤、角弓反张、屈伸不利。

说明:

筋:相当于肌腱,同时也包括条索状的肌肉。

肢体的运动当然要依靠神经的传导和肌肉的收缩与弛张。但是,在中医学理论中,由于肝藏血,调节血量而主筋,认为肢体的运动要依靠筋的正常收缩与弛张,而筋的正常收缩与弛张,则要依靠血液的濡养,故肢体的运动与肝有关。

（四）胆主贮藏、排泄胆汁

> "……胆者,中精之腑。"(《灵枢·本输》)
>
> 胆汁——肝之精气所化,汇聚于胆,泄于小肠——帮助饮食物消化。
>
> 肝失疏泄——胆汁排泄不利——出现胁胀胁痛、食欲减退、腹胀便溏,或口苦、呕吐黄绿苦水,甚则黄疸。

说明:

胆内藏清净之液,即胆汁,《黄帝内经》称其为"精汁"。

胆汁的正常分泌与排泄取决于肝的疏泄功能。若肝胆湿热,肝失疏泄,可致胆汁排泄不利,而见胁下胀痛、纳呆腹胀等症;若胆汁上逆,又可见口苦、泛吐苦水等症;若胆汁外溢,则可出现黄疸。

（五）肝开窍于目

> "五脏六腑之精气,皆上注于目而为之精。"(《灵枢·大惑论》)
>
> "……肝受血而能视……"(《素问·五脏生成》)
>
> 肝血不足——两目干涩、视力减退、夜盲。
>
> 肝火上炎——目赤、目糊。
>
> 肝胆湿热——目黄。
>
> 肝风内动——目斜视、上视、直视。

说明:

眼睛与五脏六腑均有关系,中医眼科有"五轮学说"、"八廓理论",但其中与肝的关系最为密切,肝开窍于目的理论在临床上有广泛的指导意义。

五、肾与膀胱

> "肾者,主蛰,封藏之本,精之处也。其华在发,其充在骨……"(《素问·六节藏象论》)

说明：

蛰：音哲，即动物在穴中冬眠的状态。由于肾的主要生理功能是"藏精"，即把精贮藏起来，使精不致流失而充分发挥其生理功能，故称"主蛰"，而为"封藏之本"。

先天之精，即从父母精血中获取的遗传物质。

藏象学说中肾的生理与病理，除了泌尿功能外，均与西医学不同。

肾藏先天之精，主宰机体的生长、发育、衰老，故称肾为"先天之本"。

（一）肾藏精气的生理与病理

基本含义：

贮藏精气是肾的主要生理功能。

肾中所藏精气的生理效应——主生长、发育、生殖。

精有多种含义：

广义之精——泛指一切精微物质。

狭义之精——指生殖之精，如精子、卵泡。

先天之精——受之于父母，即胚胎形成时的原始物质。

后天之精——出生之后，摄入或体内化生的精微物质。

说明：

肾中所藏之精，以禀受于父母的先天之精为基础，并接受后天之精的不断培育和补充，即《黄帝内经》所言肾"受五脏六腑之精而藏之"。因肾中精气具有主宰生长、发育、生殖的生理作用，故不能将肾中所藏之精只理解为生殖之精。肾精有其特定的含义，因而从其生理功能角度加以理解，对照西医学的相关概念，似乎尚找不到一个合适的称谓加以替代。

生理效应：

推动机体的生长发育。

精气盛衰与机体的生长、发育、衰老的关系如下所示。

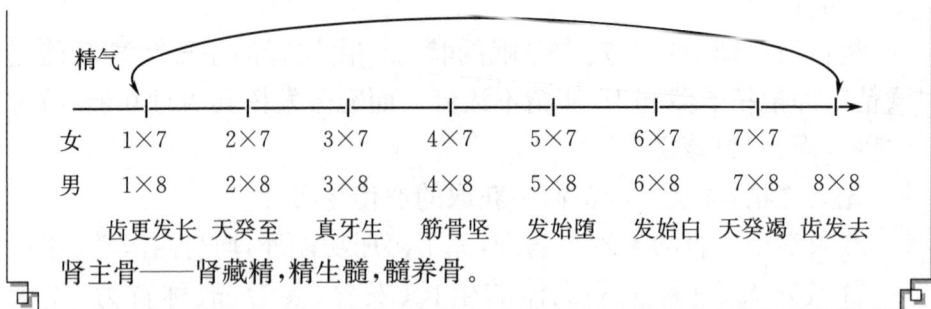

精气								
女	1×7	2×7	3×7	4×7	5×7	6×7	7×7	
男	1×8	2×8	3×8	4×8	5×8	6×8	7×8	8×8
	齿更发长	天癸至	真牙生	筋骨坚	发始堕	发始白	天癸竭	齿发去

肾主骨——肾藏精,精生髓,髓养骨。

说明:

上面这张图,是根据《素问·上古天真论》中所载的"七七、八八"之论而制作的。非常有意思的是:

该文所描述的男女生长、发育和衰老的年龄,与现在民众的实际情况仍然相符。

该经文所观察人类生长、发育和衰老的指标,也是切合实际的,以头发、牙齿、骨髓为主要指标,这也是很有意义的。

在《黄帝内经》时代,人们已经认识到在肾中精气较为充盈的情况下,体内形成了一种被称为"天癸"的物质,它能促使机体具备生殖能力,并促进机体发育,特别是性腺发育。现在看来,这种物质相当于性激素或促性腺激素。同时还要说明的是,有些医家将"天癸"作为月经的代名词,这是不恰当的。

人体由生至老,也是肾中精气由少至多、由多至衰的过程,这个过程形成一个抛物线。女子三七、四七,男子三八、四八至极盛(顶峰)期。女子五七、男子五八以后进入衰退期(当然不等于衰老),这也符合衰老是从中年开始的现代研究结果。

但是为什么要将齿、发、骨作为指标呢?这是由于肾藏精,精生髓,髓养骨,齿为骨之余,发为肾之华的缘故。

病理:

肾精不足 { 儿童:发育障碍,生长迟缓
成人:骨、齿、发等病变,早衰,不育等

说明：

肾精不足影响到儿童,可表现为儿童的发育障碍,生长迟缓。

肾精不足影响及成人,可表现为骨骼酥松,牙齿松动,头发早脱早白,生育功能减退,或出现其他早衰现象。

（二）肾主水液的生理与病理

> 生理:
> 生成尿液;
> 推动肺通调水道和脾运化水液的功能;
> 推动膀胱贮尿与排尿的功能。
> 病理:尿少、尿闭、水肿;多尿、遗尿、尿有余沥。

说明:

肾主水液,是肾的气化作用在尿液生成和排泄过程中的作用的体现,与西医学中的泌尿功能大体相似。这种功能在中医学中强调的是肾的气化作用。气化,是指通过气的运动(升降出入)促使物质发生变化,如水谷化为精微、津液的生成代谢、气血的生成运行等,都是气化作用。这里所说的气化作用,主要是指水液代谢。

肾的气化作用不仅仅是指尿液的排泄,而且还包括津液的生成和输布,所以,无论是多尿、尿有余沥,还是少尿、浮肿,均可视作肾的气化功能的病变。

（三）肾主纳气的生理与病理

> "肺为气之主,肾为气之根。肺主出气,肾主纳气。阴阳相交,呼吸乃和。"(《类证治裁·喘症》)
> 肾主纳气——肾有摄纳肺吸入的清气,防止呼吸表浅的作用。
> 肾不纳气——动辄气喘,呼多吸少。

说明:

肾主纳气的功能实际上是肾的闭藏作用在呼吸运动中的具体体

现,从理论上来讲,肺吸入的清气必须下达于肾,才能保持呼吸的一定深度。也就是说,肺的呼吸要有一定的深度,有赖于肾的纳气功能,只有肺肾功能协调,呼吸才能均匀和调。

若肾气虚损,纳气功能减退,摄纳无权,势必呼吸表浅而出现动辄气喘,呼多吸少等病理现象,临床称为"肾不纳气"。

(四) 膀胱主贮尿、排尿

> "膀胱者,州都之官,津液藏焉,气化则能出矣。"(《素问·灵兰秘典论》)
>
> 膀胱的贮尿、排尿功能,全赖于肾的气化功能。
>
> 肾气化功能障碍——尿少、浮肿。
>
> 肾气不固——多尿、遗尿,甚者小便失禁。
>
> 膀胱湿热——尿频、尿急、尿痛、尿赤。

说明:

膀胱贮尿、排尿的功能,从属于肾的气化功能,若出现尿少、浮肿等症,首先责之于肾气化功能障碍。若出现多尿、遗尿、小便失禁等症,也首先责之于肾虚失于固摄。若出现尿频、尿急、尿痛等症,则为膀胱湿热所致。可见,中医临床对于肾与膀胱病的辨证,虚证多归于肾,实证多归于膀胱。

(五) 肾开窍于耳及二阴

听觉的优劣与肾所藏精气是否充盈有关。

二便的正常与否也与肾的气化作用有关。

中医临床上,一般将慢性的耳鸣、耳聋辨证为肾虚。暴鸣、暴聋则另当别论,多从肝胆火旺、心火暴盛等论治。

小便生成量与排泄量的多少与肾的气化功能直接有关。大便的质地、次数是否正常,与肾阴肾阳的协调与否同样密切相关。肾阳虚,不能蒸腾脾阳,可以导致慢性泄泻。肾阴虚,不能濡润肠胃,可以导致大便燥结。故"肾主二便"的理论有其特定的临床意义。

74

（六）肾中精气是肾阴肾阳的物质基础

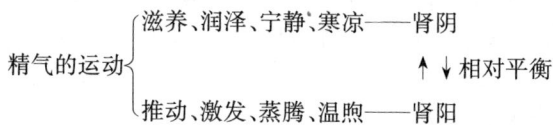

$$
\text{精气的运动} \begin{cases} \text{滋养、润泽、宁静、寒凉——肾阴} \\ \qquad\qquad\qquad\uparrow\downarrow\text{相对平衡} \\ \text{推动、激发、蒸腾、温煦——肾阳} \end{cases}
$$

精气的运动，产生双向的生理功能，精气充盈则能维持相对的平衡。

说明：

肾中精气与肾阴肾阳的关系：前者是物质基础，后者是生理效应，或者说是功能状态，也可以理解为运动形式。肾阴、肾阳的相反而相成的功能状态、运动形式是作用于全身脏腑组织器官的。

（七）肾阴肾阳是各脏阴阳的根本

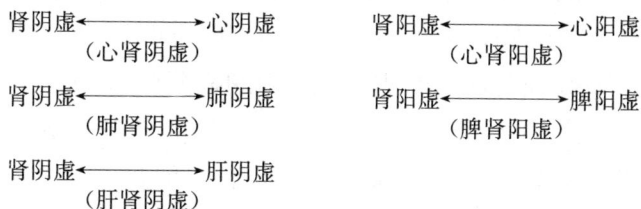

肾阴虚 ←——→ 心阴虚　　　　肾阳虚 ←——→ 心阳虚
　（心肾阴虚）　　　　　　　　　（心肾阳虚）

肾阴虚 ←——→ 肺阴虚　　　　肾阳虚 ←——→ 脾阳虚
　（肺肾阴虚）　　　　　　　　　（脾肾阳虚）

肾阴虚 ←——→ 肝阴虚
　（肝肾阴虚）

"五脏之阳非此不能发，五脏之阴非止怀能滋。"（《景岳全书·传忠录》）
"久病及肾"。

说明：

肾阳是五脏阳的根本，故称肾阳为"元阳"、"真阳"、"真火"；肾阴为五脏阴的根本，故称肾阴为"元阴"、"真阴"、"真水"。

在生理状态下，肾阴肾阳对五脏阴阳有推动、资助作用。在病理状态下，肾阴肾阳与五脏阴阳之间可以互相影响或互为因果。

如肾阳虚无力资助脾阳，脾阳也虚，可出现五更泄泻、下利清谷等脾肾阳虚之症。脾阳虚进一步发展，也可影响到肾阳，出现脾肾阳虚。

再如，肾阴虚无力滋养肝阴，肝肾阴虚而无力制约肝阳，肝阳亢盛，出现腰酸耳鸣、口干便秘、面红目赤、头胀头痛、急躁易怒等"上盛下虚"的病理状态。

其他如肾阴虚与肺阴虚、肾阳虚与心阳虚等的互相损伤，终至肺肾阴虚、心肾阳虚等病理状态,在中医临床也较常见。

正是因为肾阴肾阳为全身阴阳的根本,而五脏阴阳的虚损,若久而不愈,均会累及根本——肾阴肾阳,故有"久病及肾"之说。

【附】阴阳互损最易发生在肾:

生理上:肾中精气 $\begin{cases} 肾阴 \\ 肾阳 \end{cases}$

病理上:$\begin{cases} 阴虚 \\ 阳虚 \end{cases}$ 累及肾中精气 $\begin{cases} 阳虚——阴损及阳 \\ 阴虚——阳损及阴 \end{cases}$

说明:

肾中精气是肾阴肾阳共同的物质基础,肾阴肾阳是肾中精气所发挥的两种相反相成的功能状态。因此,在病理上肾阴虚可因累及肾中精气而影响到肾阳,出现阴损及阳的病机传变。同样,肾阳虚也可因累及肾中精气而影响到肾阴,出现阳损及阴的病机传变。

肾的阴虚或阳虚,实际上均是肾中精气不足的表现形式。需要注意的是,阴损及阳,多是在肾阴虚基础上的阴阳两虚,其以阴虚为本;阳损及阴,多是在肾阳虚基础上的阴阳两虚,其以阳虚为本。虽同为阴阳互损,在临床辨证治疗上应有所区别。

当然,肾中精气亏损的表现形式是多种多样的,有时肾中精气虽已亏损,但阴阳失调的状况却不甚明显,临床可称其为肾精不足或肾气亏损。

六、脑、心包、三焦、女子胞

(一) 脑

"脑为髓之海……"(《灵枢·海论》)

"脑为元神之府。"(《本草纲目》)

脑的生理功能隶属于五脏,其中最密切的是:

精神思维活动多归属于心;

情志活动多归属于肝;

技巧、持久力多归属于肾。

说明:

元神:元,本元、大,即是精神意识活动的本元。

精神情志活动也以五脏为中心,故《黄帝内经》另有"心藏神"、"肝藏魂"、"肺藏魄"、"脾藏意"、"肾藏志"的记载。

上面所说的大脑所主的精神情志活动,在藏象理论中分别归属于心、肝、肾的有关功能,这是最常见的,在临床上有辨证意义和指导治疗的意义。

(二) 心包

心包,又称心包络,心脏外面的包膜。

生理:包裹心脏,为心之外围,具有保护心脏的功能。

　　　在经络学说中,以心包为脏,与三焦相为表里。

病理:把严重的精神意识障碍,称为心包证。

　　　热入心包——多由高热引起神昏、谵语等。

　　　痰浊蒙蔽心包——多由痰引起(如癫痫、精神分裂症等)。

说明:

古医籍中有记载,心包在生理上代心行令,在病理上代心受邪。因心为君主之官,用心包证来取代病邪入心(君主),这显然与中国古代的名讳现象有关。

(三) 三焦

三焦为六腑之一,是上焦、中焦、下焦的合称。

三焦的部位划分:

全身各部 {
上焦——头部、胸部、上肢
中焦——脐以上的腹部
下焦——脐以下的腹部、阴部、下肢
}

脏腑归属 {
上焦——心、肺
中焦——脾、胃、胆
下焦——肝、肾、小肠、大肠、膀胱
}

说明：

《黄帝内经》论述的三焦的内容，一是认为其为六腑之一，有特定的生理功能。二是指出其尚有人体部位划分的概念，上焦、中焦、下焦均有其特定的解剖学位置以及所归属的脏腑。

> 三焦的生理功能：
>
> "三焦者，决渎之官，水道出焉。"（《素问·灵兰秘典论》）
>
> 三焦"有原气之别焉，主持诸气。"（《难经·三十八难》）
>
> "三焦者，原气之别使也，主通行三气，经历五脏六腑。"（《难经·六十六难》）

说明：

决渎：决，开通、疏通；渎，水道、沟渠。决渎，即是指全身水液通道的疏通流畅，故称三焦为水液的通道。

《难经》指出三焦是元气出入的通道。故三焦既是水液的通道，又是元气的通道。

古医籍中经常提及"三焦气化"，即是指津液的生成、输布、转化、排泄的整个代谢过程，有赖于上焦的肺、中焦的脾胃、下焦的肾膀胱等气化功能的总和。

古医籍中，三焦的辨证概念颇多，其大多与三焦的部位概念有关。如清代医家吴鞠通在《温病条辨》中创立温病三焦辨证，其大体将肺与心包的病证归于上焦病，脾与胃的病证归于中焦病，肝与肾的病证归于下焦病，所谓"始上焦，终下焦。上焦不治，则传中焦，脾与胃也。中焦不治，则传下焦，肝与肾也"。

关于肝的三焦归属，素有争议。依据肝的解剖位置与生理功能，当归属于中焦无疑。但在疾病传变过程中，由于肝肾精血、肝肾之阴多可同时受损或相互影响，故肝的病证有时归属于下焦病范围。

（四）女子胞（胞宫、子宫）

> 功能——发生月经，孕育胎儿。
>
> 与女子胞生理有关的因素：
>
> 肾中精气充盈──►天癸──►卵泡成熟──►排卵

冲脉和任脉——调节月经周期的作用

　　冲脉和任脉均起于子宫；

　　冲为血海，又称十二经脉之海；

　　任主胞胎，又称阴脉之海；

　　冲任二脉，均受天癸的调节；

　　冲任二脉的盛衰与全身状况有关。

说明：

女子胞，就其实际所指而言，应为现代解剖学中的子宫，但两者同中有异。其异在于，卵巢与输卵管等女子内生殖器在古代医籍中缺乏记载，显然其病理变化在中医理论中均归诸女子胞。所以在生理病理方面，中医所谓的女子胞与西医学所言的子宫不能完全等同。

肾精、天癸、冲任二脉在生理上密切相关而不可分割，共同作用于女子胞，使其维持正常的生理功能。

心、肝、脾对形成月经起着支持作用：

　　心主血脉，运行全身的气血；

　　肝藏血，调节血量；

　　脾统血，为气血生化之源。

说明：

中医对于性腺的发育与月经的调节机制，主要是肾中精气、天癸，冲脉与任脉，心、肝与脾三个方面。其中肾中精气、天癸是根本的，是直接促使机体性腺发育的原因；冲任二脉在妇女起着调节月经与乳汁分泌的作用；心、肝、脾是与血有关系的脏，对形成月经起着支持作用。

冲任隶属于肝肾，冲为血海，又隶属于阳明，对乳腺的发育与乳汁的分泌均起作用。

在心、肝、脾三脏中，这些生理功能又与肝的关系更为密切，故有"女子以肝为先天"之说。

病理上，心主血脉失常，肝不藏血或失疏泄，脾不统血或失健运，均能引起月经不调或影响孕育胎儿的功能。

79

第三节　脏腑之间的关系

一、心与其他脏腑的关系

（一）心与小肠

> 生理：心与小肠相为表里——手少阴心经与手太阳小肠经相互络属。
>
> 病理：心火下移小肠，症见口舌生疮、糜腐碎痛、小便短赤、灼热疼痛。

说明：

心火下移小肠的病机传变在中医临床上颇为常见，常用导赤散（生地黄、木通、甘草梢、竹叶）来治疗。以后发展到利小便可以泻心火，泻心火可以清小肠。

（二）心与脾

> 生理：心主血、行血；脾统血，为气血生化之源。
>
> 病理：心脾两虚。即：
>
> 心藏神功能障碍和心血虚，脾运化功能障碍和脾气虚。
>
> 症见面色不华、眩晕、失眠多梦、不思饮食。

说明：

心脾两虚在临床上十分常见，在气血不足的基础上见到以失眠、纳呆为主症者，即属于心脾两虚。可见，心（血）脾（气）两虚属于气血两虚的范围。

心脾两虚的成因：

思虑过度 { 劳神耗血——心血暗伤 / 脾失健运——气血生化不足 } 心脾两虚

饮食因素——伤及脾气 { 生血无源 / 脾不统血 } 心血不足——心脾两虚

说明：

神志活动的物质基础是心血，思虑劳神太过，势必耗伤心血。思为脾志，思虑劳神太过，容易伤及脾气，影响运化。因此，思虑过度等精神情志刺激最易引起心脾两虚。

长期摄入过少，或饮食偏嗜，或暴饮暴食等饮食因素，最易直接损伤脾气，脾气虚则气血生化障碍，甚至统血无权而出现出血倾向，血虚影响至心，又可出现心血不足，最终形成心脾两虚。

（三）心与肾

生理：心肾相交 { 心——居上、属火（阳） ↓↑ 肾——居下、属水（阴） }

病理：心肾不交 { 心火旺，不能下交于肾 ↓↑ 肾阴虚，不能上承于心 }

说明：

心在五行属火，位居于上，其性属阳；肾在五行属水，位居于下，其性属阴。就阴阳、水火的升降理论而言，位于上者，以下降为顺，位于下者，以上升为和，即所谓"升已则降，降已则升"。中医理论由此而认为，心火必须下交于肾，肾水必须上济于心，这样心神之间的生理功能才能协调，称为"心肾相交"。可见，心肾相交理论是以阴阳制约、水火相济的哲学观念为基础的。

心肾不交多指具有心火旺、肾阴虚的病理基础，出现失眠、多梦、腰酸、男子梦遗、女子梦交等症，其中尤以失眠为主症。

二、肺与其他脏腑的关系

(一) 肺与大肠

> 生理:肺与大肠相为表里——手太阴肺经与手阳明大肠经相互络属;
>
> 　　　　肺通调水道,大肠主津——津液生成输布方面的协调作用。
>
> 病理:大便秘结——→肺气上逆
>
> 　　　　肺失清肃——→大便秘结
>
> 　　　　通肠下结,可泄肺热,可泻痰壅;
>
> 　　　　清肃肺气,可有通便作用。

说明:

肺气的清肃功能与大肠的传导功能在生理病理上均有联系,肺热壅滞容易影响大肠的传导功能而出现大便秘结,通利大便有利于清泄肺热,吴鞠通《温病条辨》创"宣白承气汤"的立方依据即在于此。

(二) 肺与心

> 生理:肺主气,心主血;肺主呼吸,心主行血;
>
> 　　　　肺与心的关系,可表现为全身气与血之间的关系;
>
> 　　　　肺朝百脉与心主行血的关系,主要表现于肺助心行血;
>
> 　　　　肺气宣发肃降的气机运动,促进、推动心行血的功能;
>
> 　　　　宗气贯心脉而行呼吸,宗气是心与肺生理联系的中介。
>
> 病理:肺气虚←——→宗气虚←——→心气虚
>
> 　　　　肺气壅塞←——→血脉运行不利←——→心血瘀滞
>
> 　　　　　　↓　　　　　　　　　　　　　　　↓
>
> 咳嗽、气喘、胸闷　　　　心悸怔忡、舌黯面紫、心神不宁

说明:

肺主一身之气,心主一身之血。"诸气者,皆属于肺","诸血者,皆属于心"。肺主气与心主血的关系实际上体现了气与血相互依存、相互为用的关系。

肺朝百脉、肺主宣降等功能,均有助心行血而维持正常血液运行

的生理作用,这与西医学关于血液循环的理论有一定相似之处。

积聚于胸中的宗气,是连接心之搏动与肺之呼吸两者的中心环节。病理上,肺气虚与心气虚之所以能互相影响,也因两者均可累及宗气所致。

(三) 肺与脾

生理:肺主通调水道,脾主传输津液——在津液的输布代谢方面的关系十分密切。

病理:肺为贮痰之器,脾为生痰之源。

肺失宣肃←——→通调水道障碍←——→脾失健运

↑↓　　　　　　　　　　　↑↓

痰饮生成←——————————→津液停滞

说明:

肺与脾在机体津液代谢过程中存在密切的生理联系,肺为贮痰之器,脾为生痰之源,集中反映了肺与脾在水液代谢方面的病理影响。这种病理状态的病机根本在于脾虚生痰,故而治疗的侧重点也应是健脾化痰。

(四) 肺与肾

生理:肺为气之主,肾为气之根;

肺主呼吸,肾主纳气;

肺为水之上源,肾为主水之脏。

病理:肺气虚←——→肾气虚←——→肾不纳气

肺失宣肃←——→通调水道障碍←——→肾阳蒸腾失司

说明:

肺为气之主而司呼吸,肾为气之根而主纳气。肺肾功能协调才能维持正常呼吸功能,尤其是保证呼吸的深度,防止呼吸表浅。临床凡见呼吸喘促、呼多吸少、动则更甚者,则提示肺气虚损、肺气上逆已发展到肾不纳气的程度。其治疗应在平降肺气的基础上,伍以补肾纳气之品。

83

肺主宣发肃降,肺气向内、向下的功能运动,有助于津液下输于肾与膀胱,经肾与膀胱的气化作用而化为尿液,排出体外。若肺的宣降功能失常,或肾气肾阳的蒸腾气化作用障碍,均可影响到机体水液代谢而出现尿少浮肿。临床上由肺的宣降功能障碍影响到肾的气化功能而致病的,多指"风水"一类病证(水肿病的急性阶段)。

三、脾与其他脏腑的关系

(一)脾与胃

> 生理:脾与胃相为表里——足太阴脾经与足阳明胃经相互络属;
> 　　　　脾主运化,胃主受纳;
> 　　　　脾主升清,胃主降浊。
> 病理:"清气在下,则生飧泄;浊气在上,则生䐜胀。"(《素问·阴阳应象大论》)

说明:

飧泄:飧(音 sun),水泡饭。飧泄,即腹泻的泻下物清稀,且夹有不消化的食物残渣。䐜胀:䐜(音 chen),满闷。䐜胀,即腹胀。

脾主运化与胃主受纳功能协调,才能维持机体正常的消化吸收功能。病理上,脾失健运多可影响胃的受纳功能。反之,胃纳障碍,脾也无以运化。故脾胃同病在临床上十分常见,当然,辨证治疗时尚需分清主次。

脾气不升,则清气在下;胃气不降,则浊气在上。清浊混淆,则上吐下泻。《黄帝内经》原文所论也正是据于对脾升胃降生理联系的基本认识。

(二)脾与肝

> 生理:肝的正常疏泄,促进脾的运化功能。
> 病理:肝失疏泄、肝气横逆 { 犯脾:腹痛、肠鸣、泄泻
> 　　　　　　　　　　　　　 犯胃:嗳气、吞酸、恶心、呕吐、胃痛

说明：

肝主疏泄，调畅气机，是中焦脾胃气机升降、功能协调的重要基础。病理上，肝失疏泄，横逆侵犯脾胃，在五行理论中称为"木旺乘土"，中医临床十分常见。肝气犯脾与肝气犯胃都由七情所伤、情志不遂等引起，然其临床表现有所不同。

临床表现以腹痛、腹泻（痛泻）为主的，多为肝气犯脾，古医籍中多将腹痛责之于肝，腹泻责之于脾，治疗用方首推明代医家张介宾创制的痛泻要方。

嗳气、吞酸、呕恶、胃痛诸症与情志波动有关者，临床多辨为肝气犯胃。

（三）脾与肾

> 生理：后天与先天之间相互依存；
> 　　　脾的运化依赖于肾阳的蒸腾；
> 　　　肾的先天之精依赖于后天之精的涵育；
> 　　　在元气生成，水液代谢中相互作用。
> 病理：脾气虚损——水谷精微匮乏——肾虚精亏
> 　　　脾阳虚←→肾阳虚

说明：

脾为后天之本，肾为先天之本，脾肾关系集中表现为后天与先天的关系，后天资助先天，先天激发后天，互资互用。中医学发展史上，有先天派与后天派之争，前者强调补后天不如补先天，后者强调补先天不如补后天。查阅这些学派之争的分歧内容，发现其往往是由于观察视角不同，所治病证不同等所致。临床尚需根据具体情况，分清侧重，兼并吸收。

肾阳的蒸腾作用是脾主运化功能正常的重要条件。古医籍中有将肾阳（命门之火）喻作釜底之薪，惟有薪足火旺，釜中水谷才容易煮沸煮熟。病理上，肾阳虚损，命门火衰，无力鼓动脾阳，势必出现下利清谷、五更泄泻等症。

元气的生成，虽以肾中精气为基础，但也有赖于后天水谷之精的不断培育与补充。若脾气虚弱，运化失健，水谷精气匮乏，而久治不愈者，多会累及肾，而出现肾精亏耗、肾气不足之证。

脾主运化水液，肾为主水之脏，脾肾在维持机体正常水液代谢方面关系密切。水肿病证，其制在脾，其本在肾，就是这个道理。

四、肝与其他脏腑的关系

（一）肝与胆

> 生理：肝与胆相为表里；足厥阴肝经与足少阳胆经相互络属；
>
> 　　　胆汁的生成来源于肝之余气；
>
> 　　　胆汁的排泄依赖于肝之疏泄。
>
> 病理：肝胆气滞、肝胆火旺、肝胆湿热。

说明：

胆附于肝，有经脉互为络属，两者在生理病理上关系极为密切。病理上，肝失疏泄会影响胆汁的分泌与排泄。胆汁排泄不畅也会影响肝的疏泄功能。临床上如各类肝炎、胆囊炎、胆结石等，其中医病因病机多认为与肝胆气滞、肝胆湿热有关。这类病证既会影响到肝的疏泄功能而出现胁满胀痛之症，又会影响到胆汁的分泌排泄而出现黄疸、口苦等症。疏肝利胆几成必用之法。

此外，肝主谋虑，胆主决断，从情志意识过程来看，谋虑后则必须决断，而决断又来自谋虑，两者亦是密切联系的。

（二）肝与心

> 生理：肝主藏血与心主行血；
>
> 　　　肝主疏泄与心主神志。
>
> 病理：心肝血瘀，心肝血虚，心肝火旺。

说明：

人体的血液化生于脾，贮藏于肝，通过心以运行全身。心的行血功能正常，有赖于肝气的疏泄及肝调节血量功能的协助。血瘀的病理状态累及五脏,最常见者当推心血瘀阻与肝血瘀阻。至严重阶段,可见两者同病,形成心肝血瘀。

血虚的病理状态累及五脏,最常见的也是心血虚与肝血虚,至严重阶段,也可见两者同病,出现心肝血虚。

肝主疏泄,有助调畅情志。心主神志,主宰精神意识。在机体精神情志的调节方面,心与肝起着重要的协调作用。病理上,心火旺可致心烦、失眠,肝火旺可致急躁、易怒。两者并见者,中医临床也不鲜见。

(三) 肝与肺

> 生理:肝主升,肺主降,调节气机升降。
> 病理:肝火犯肺。

说明:

肺与肝的关系,主要表现在气机的调节方面,肝主升而肺主降,两者相互协调,对于全身气机的调畅是一个重要环节。若肝火太旺,肝升太过,可影响至肺气,出现咳逆上气,甚者咯血等病理状态,多称为肝火犯肺(五行理论称为"木旺侮金")。

相反,肺失清肃,燥热内盛,亦可影响及肝,肝失条达,疏泄不利,则在咳嗽的同时,出现胸胁引痛胀满、头晕头痛、面红目赤等症。

(四) 肝与肾

> 生理:肝藏血,肾藏精——精血同源(肝肾同源,乙癸同源);
> 　　　肝肾阴阳之间的相互资生与制约;
> 　　　肝主疏泄,肾主闭藏——藏泄互用。
> 病理:肝血虚←→肾精亏
> 　　　肾阴虚←→肝阳、肝火上亢(水不涵木)
> 　　　疏泄与闭藏失调 ╂ 女子月经异常
> 　　　　　　　　　　 ╂ 男子泄精异常

说明:

乙癸:是"天干"名,在五行学说中,以"天干"分属五脏,甲乙属肝木、丙丁属心火、戊已属脾土、庚辛属肺金、壬癸属肾水。乙癸同源，即是肝肾同源。

肝血虚可影响及肾精，肾精亏也可影响及肝血，终致肝肾精血两亏，这在一些慢性消耗性疾病的后期或年迈体弱之人常可见到。

肝肾阴阳，息息相通，互相制约，协调平衡，故在病理上往往互相影响。如肾阴不足可以引起肝阴不足，阴不滋阳，可导致肝阳上亢。这一病机被称为"水不涵木"、"上盛下虚"。当然，肝阴不足也可以导致肾阴亏虚，出现相火亢盛的病理状态。

肝主疏泄与肾主封藏之间存在着相互制约、相反相成的关系，这种关系主要反映在女子月经来潮和男子排泄精液的生理功能上。若两者失调，可以出现女子月经周期失常或经量的过多过少，男子遗精滑泄或阳强不泄等症。

第六章
病因与病机

先让我们来讨论一下关于病因与病机、健康与疾病的中医概念。

> 病因：引起疾病的因素。
>
> 病机：疾病发生、发展、变化的机制。
>
> 健康：人体各部分之间以及人体与外界环境之间维持着相对平衡的状态。
>
> 疾病：机体的相对平衡状态遭到破坏，而又不能自行调节恢复。

说明：

所谓病因，泛指一切可以引起疾病的因素。

所谓病机，是指疾病发生、发展、变化的内在机制。

要了解中医的病因与病机，首先要明了中医对疾病与健康的基本概念。

中医学认为，健康的标志应该是"阴平阳秘，精神乃治"。故《黄帝内经》称健康人为"平人"，实际上就是强调机体的内外、上下、升降、寒温、形神等的平衡协调，是健康的基本体现。

换言之，阴阳失调代替了阴阳平衡，即是疾病，故说"不平则病"。

所以，凡是能影响人体，促使机体的阴阳失调者，均属于病因。

第一节　病因

让我们先来讨论一下中医病因的分类。

```
                        ┌ 生于阴——饮食起居、阴阳喜怒
《黄帝内经》病因分类 ┤
                        └ 生于阳——风雨寒暑

            ┌ 外所因：六淫、疠气
三因学说 ┤ 内所因：七情内伤
            └ 不内外因：饮食、劳倦、房事、跌仆、金刃、虫兽伤等
```

说明：

中医对于病因的分类与西医学不同，最早在《黄帝内经》中已有记载，分成"或生于阳"和"或生于阴"两类。从原文看，"生于阳者，得之风雨寒暑"，是指感受外来的致病因素（阳）；"生于阴者，得之饮食起居，阴阳喜怒"，这里所言之"阴阳"，多指男女性生活的不节制，这里所言之"喜怒"，泛指精神情志因素，可见，这些多指源于自身的致病因素（阴）。

汉·张仲景《金匮要略》也已将病因分成"病起于外"、"病起于内"和意外事件三类。所谓"千般疢难，不越三条，一者，经络受邪入脏腑，为内所因也；二者，四肢九窍，血脉相传，壅塞不通，为外皮肤所中也；三者，房事、金刃、虫兽所伤。以此详之，病由都尽"。

后至宋·陈无择《三因极一病证方论》是一部病因分类和针对病因进行治疗的专著。这里的内所因、外所因、不内外因，并不是指这些致病因素是从外来的、内生的或是不内不外的，而是指疾病的发生，病起于表（外）、病发于里（内），或是其他的原因。

中医病因学说的特点——审证求因。

审证求因，也称辨证求因，是以病证的临床表现为依据，通过收集、分析疾病的症状、体征来推求病因，为治疗用药提供依据。

辨证求因，据因论治——辨证论治。

说明：

中医学认识病因，除了直接了解可能作为致病因素的客观原因外，辨证求因是其主要的研究方法，如将病位游移不定等具有"善

行"特点者,辨为风邪所致;将苔腻、身重、大便溏滞等具有"重浊"特性者,归为湿邪所致;将疼痛固定、出现肿块、舌色瘀滞等症,断为瘀血所致。

鉴于上述分析,对于中医学所谓的病因,不能只理解为具体的致病因素,而应理解为对病因作用于人体后不同反应状态的辨析,甚至可以理解为对疾病的病因病机、发病类型、临床表现等的综合性的具有中医特色的分类。

一、六淫与疠气

六淫与疠气均属外感病邪。

六气
六淫 风、寒、暑、湿、燥、火 正常的气候变化
致病的外感病邪

疠气:具有强烈传染性的致病邪气。

说明:

淫:浸淫,即是侵蚀的意思,或不正常的意思。

风、寒、暑、湿、燥、火,原是对于气象的分类,春多风、夏多暑、长夏多湿、秋多燥、冬多寒等。在一般情况下,正常的气候变化不能致病,故称为"六气"。如果是气候失常、变化过快,或是机体本身的调节功能低下,即能因此而引起疾病,这即是六淫。所以,正常的气候称作"六气",在致病的时候称作"六淫"。

六淫之中,依据其性质与致病特点的不同,可分阴邪、阳邪。其中风邪、暑邪、火邪属阳邪;寒邪、湿邪属阴邪。燥邪的阴阳属性素有争议,较为统一的是温燥偏阳邪,凉燥偏阴邪。

疠气是一种具有强烈传染性的病邪,其致病后可在人群中引起广泛流行。

六淫、疠气,一般统称为外邪。

六淫致病的一般特点：

多与季节气候、居处环境有关；

可单一病邪致病，也可两种以上的病邪致病；

入侵途径：多从皮毛或口鼻侵入。

说明：

上述三条是六淫、疠气共同的致病特点。六淫、疠气的发病过程，多数是由表及里，故又可称为外感六淫。由于外感而引起的热病，即是外感热病。

这些共同的致病特点也决定了在治疗上的共同原则，即是以祛除六淫之邪为主。

单一病邪致病与两种或两种以上病邪夹杂致病的情况，在中医临床上后者比前者更为常见，如风寒、风热、风湿、湿热、寒湿、暑湿、燥热，乃至于风热夹湿等复合病邪，入侵人体而致病的情况十分普遍。

（一）风邪致病的特点

1. 善行而数变：发病急，变化快；

2. 风胜则动：抽搐、振颤、游走不定；

3. 风性轻扬：易侵犯人体高位及肌表；

4. 风为百病之长：可兼夹其他病邪。

说明：

风的产生，本是空气的剧烈运动所致。所以，中医学中将一些发病急、变化快的疾病的病因，称为风邪。

如：风寒——部分普通感冒；

风热——部分流感、肺炎；

风湿——部分风湿性关节炎；

风燥——部分感冒而有燥象者；

风火——部分扁桃体炎、牙槽脓肿。

上述致病特点体现了自然界风的特性。因此,中医认为是风邪致病,但并非就是自然界的风所引起的疾病。这一点千万要注意。在古代可能就是认为是自然界的风所引起的疾病,而现在再这样认识就不够了。因此,我们应该把它看作是一种疾病的分类方法。这种分类方法对于中医临床辨证论治非常重要,其比较具体,比较细微,具有指导诊治的实际意义。

致病特点中的第一、二、三条最重要,是我们辨别是否属于风邪致病的主要依据。由于疾病的复杂多样,符合上述三条致病特点的疾病很多,譬如伤风、感冒、流行性脑脊髓膜炎、肺炎以及脑出血(中风)、癫痫(羊痫风)、血管神经性头痛(头风)等,是否都可以辨为风邪所致疾病呢? 应该说是的,尽可辨其为风。但是要区别内风与外风,如伤风、感冒等是明显的外感疾病(如着冷、淋雨等),故称其为"外风";如中风、癫痫等,则属于"内风"。内风的原因是体内阳气之变动。内风与外风诊断与治疗上应有明显区别。

风为阳邪,阳胜则动。故临床上凡见病位游移不定或四肢蠕动、抽搐、振颤、肌肉瞤动等出现摇动症状的,尽可视作"风",当然同样有外风与内风的区别。

(二) 寒邪致病的特点

1. 寒象:喜热、畏寒、肢冷、脉紧;
2. 寒性凝滞:气滞、血瘀、疼痛;
3. 寒性收引:拘挛、麻木。

说明:

寒为阴邪,易伤阳气,阴胜则寒,阳虚则寒,故寒邪致病可见以寒象为主的临床表现。有明显的虚弱现象者称为虚寒,没有虚象者,即是实寒(临床上一般称为"寒实")。

寒邪入侵人体,可以侵袭肌表,卫阳受遏,可见表证恶寒;可以直中脾胃,胃阳受损,可见脘腹冷痛、呕吐腹泻等症;可以直中少阴,心肾阳衰,可见畏寒肢冷、下利清谷、小便清长、脉象微细等症。

阳动而阴静,热动而寒静,热弛而寒缩,是普通的物理现象。所

93

以,中医学中将"凝滞"、"收引"作为寒邪的致病特点。

寒性凝滞,主要是强调寒邪入侵人体,容易导致气血凝滞不畅,不通则痛,故疼痛(如头痛、身痛、腹痛)是寒邪致病的主症之一。

寒主收引,主要是指寒邪为病,可使筋脉、肌肉等挛急不舒,出现肢体蜷缩、寒栗无汗、皮肤苍白、关节牵引、脉紧等症。因寒致病,若影响内脏,气机收敛,则可见肠胃痉挛性疼痛。

外寒与内寒的区别不若外风与内风的鉴别那样严格。至于虚寒与实寒的区别,将在八纲辨证中详细讲解,这里从略。

(三) 火(热、暑)邪致病的特点

> 火邪、热邪、暑邪均为阳热之邪,其致病特点基本相同。
> 1. 热象:喜寒、恶热、发热、面红、烦躁、脉洪数;
> 2. 易伤津耗气:咽干口燥、口渴引饮、便秘、乏力;
> 3. 易灼伤脉络:迫血妄行(出血、斑疹);
> 4. 易扰心神:心烦失眠、神昏谵语。

说明:

热,在六淫外邪中无此称谓。但目前临床上,"热邪"的应用十分广泛,如风热、湿热、血热、热毒等。又由于暑与火的性质均是热,故这里也将热邪列入其中。

在古医籍中,"热"早已被作为病邪的概念提出。一般来说,就程度而言,热为火之渐,火为热之极;就来源而言,热多自外入侵,火多由内而生;就致病特点而言,热多弥散于全身,火多局限于一处。

暑有严格的季节性。中医学认为以"夏至"节气为分界线:夏至以前的热病称为"温";夏至以后至立秋以前的热病称为"暑"。

暑无内生。暑邪实际上是夏季的热邪,故暑邪只有外来没有内生,即没有内暑之称。

热、暑、火均为阳邪,阳邪易于伤阴、伤津、耗气、损害血脉、迫血妄行。

湿、寒等阴性病邪在体内郁结,也能化热、化火,称作"郁而化热"、"郁而化火"。

（四）湿邪致病的特点

1. 湿性黏滞：舌苔腻、病程长、分泌物及排泄物黏腻滞涩；
2. 湿性重浊：身重、肢困、头重、大便黏溏、小便混浊；
3. 内应脾胃：多见脾胃症状，如纳呆、腹胀、便溏；
4. 湿性趋下：多见下部症状，如小便淋浊、赤白带下、前阴湿疹。

说明：

湿的来源有二：一是气候潮湿，即外来之湿邪；二是内生之湿，即津液运行迟缓，体内有津液停滞的趋向，多由于脾运化津液的功能减弱所致。但两者可互相影响，故说内应脾胃。

湿性黏滞，其义有二：一是指症状的黏滞性，如见舌苔黏腻、大便黏滞、小便混浊等症；二是指病程的缠绵性，如湿痹、湿疹及部分湿热病，病程多缠绵难愈。

湿邪在东南沿海、沼泽地区非常多见，故清代江南名医叶天士在《外感温热篇》中指出"吾吴湿邪害人最广"。

风与湿合，称为风湿；寒与湿合，称为寒湿；热与湿合，称为湿热。

此外，湿邪类水，为有形之邪，因此最易阻滞气机而出现脘腹胀满、二便排泄不畅等症。又因湿为阴邪，易伤阳气，所谓"湿胜则阳微"。

（五）燥邪致病的特点

1. 燥胜则干：口鼻干燥、毛发不荣、皮肤干涩、大便干结等症。
2. 燥易犯肺：干咳少痰，甚则痰中带血、胸痛咳喘。

说明：

燥分温凉：温燥者，燥邪夹热入侵人体，临床可见燥伤津液而兼有热象；凉燥者，燥邪夹寒入侵人体，临床可见燥伤津液而兼有寒象。温燥与凉燥的出现往往与气候因素有关，故有古代医家认为，温燥多见于初秋，其气尚温，秋阳以曝之际；凉燥多见于深秋，其气已寒，凉风肃杀之时。

燥易犯肺：是因为燥指的是空气的干燥，肺气与空气相通，燥气首先犯肺(肺系)。又由于肺和燥均属五行中的金，故燥邪与肺系有着内在联系。

燥分内外：由于气候干燥所致的称"外燥"；由于体内阴液(血液、津液)不足所致的称"内燥"。内燥较外燥严重。

(六) 疠气致病的特点

> 1. 传染性强，易于流行。
> 2. 发病急骤，病情危笃。
> 3. 一气一病，症状相似。
> 疠气又称疫气、厉气、疫毒、戾气、异气、毒气、乖戾之气等。

说明：

疠气是一类具有强烈传染性的病邪。古人认为，这一类疾病的病因，不是普通的六淫为病，而是另有一种被称之为疠气的病邪。具有强烈传染性的疾病，古医籍中称为疫疠、温疫、瘟疫，包括了西医学中的多种传染病，如颜面丹毒(大头瘟)、流行性腮腺炎(虾蟆瘟)、细菌性痢疾(疫痢)、猩红热(烂喉丹痧)以及白喉、天花、霍乱、鼠疫等。

至于疠气的形成和疫病流行的原因，多与气候因素、环境因素、社会因素、预防因素等有关。

二、内伤七情

七情致病，非属外感，病起于里，故称内伤七情。

> 内伤七情的致病特点：影响气血、脏腑的正常生理功能。
> "怒则气上，喜则气缓，悲则气消，恐则气下……惊则气乱……思则气结。"(《素问·举痛论》)
> "怒伤肝"，"喜伤心"，"思伤脾"，"悲伤肺"，"恐伤肾"(《素问·阴阳应象大论》)。

说明：

七情内伤，是喜、怒、忧、思、悲、恐、惊七种情志致病因素的总称。七情本是机体对外界刺激的情志应答反应，属于正常的生理活动。但是突然、强烈、过久的精神情志刺激，若超过了人体的自我调节能力范围，即可导致气机混乱、脏腑损伤、阴阳失调而致病。

七情内伤，首先影响气机的升降出入，引起气机失调；由气及血，而致血行障碍，故说"影响气血"。

《黄帝内经》及古代医生均认为五藏各有相应的"神志"，致病时也各有不同，如大怒伤肝（肝气上逆），过喜伤心（心气涣散），思虑伤脾（脾气壅滞），悲忧伤肺（肺气受损），恐惧伤肾（肾气下泄）。但从现代临床角度来分析，其并无特殊的意义，仅是说明七情内伤能使五脏的生理功能失调，特别与心、肝、脾的关系密切。

三、痰饮

（一）痰饮的概念与成因

痰饮的概念——水液代谢障碍所出现的病理产物。稠浊者为痰，清稀者为饮。

痰饮成因 $\begin{cases} 六淫、情志、饮食等因素 \\ 脾、肺、肾三脏功能失调 \end{cases}$ 津液代谢障碍

说明：

六淫入侵、情志内伤、饮食不节等致病因素影响气机，气机失调，进一步影响津液的输布代谢，津液运行障碍，停滞于局部，可生痰成饮。

肺、脾、肾直接与津液代谢有关，所以三脏中任何一脏生理功能失调即是痰液生成的原因。三脏中，尤以脾为重点，故说脾为生痰之源。治痰的根本方法，是以苦温燥湿健脾为主要方法。

痰与饮均为津液代谢障碍的病理产物，其区别主要在于质地的稀稠，所谓"稠浊者为痰，清稀者为饮"。

97

（二）痰饮的病理表现

> 痰之为物，随气上下，无处不到。如：
> 肺——痰多、咯痰。
> 肠——腹胀、肠鸣。
> 脑——眩晕、癫狂。
> 胃——恶心、呕吐。
> 心——神昏、痴呆。
> 咽喉——如物梗阻。
> 经络——痰核、阴疽流注。

说明：

痰之为物，随气上下，无处不到，内而五脏六腑，外而皮肉筋骨，全身内外皆可为病，故中医临床有"有形之痰"与"无形之痰"之分。"有形之痰"以痰湿阻肺为主，其余多为"无形之痰"。

饮多积存于人体内某些间隙、空隙之处，其病因病机及诊断治疗在《金匮要略》中有专篇论述。其中有"四饮"之论：

饮在肠胃，沥沥有声者，谓之痰饮（狭义）；

饮留胸胁，咳唾引痛者，谓之悬饮；

饮留胸膈，咳喘浮肿者，谓之支饮；

饮溢肌肤，水肿而无汗身痛者，谓之溢饮。

四、瘀血

（一）瘀血的概念与成因

> 瘀血的概念——指停滞瘀积之血。
> 瘀血，又被称为著血、恶血、衃血、死血、蓄血、积血等。
> 瘀血的成因：
> 气虚——气行则血行，气虚则无力行血。
> 气滞——气行则血行，气滞则血瘀。
> 血寒——血得寒而凝。
> 血热——煎熬津液，血液黏滞失畅；迫血妄行，出血致瘀。
> 内外伤——离经之血留于体内。

说明：

停滞瘀积之血泛称瘀血，临床可分为两种情况：一是指脉道之内的瘀滞之血，多由血行无力或血行不畅所致；二是指组织之中的瘀积之血，多由离经之血未能消散吸收所致。

（二）瘀血的病理表现

> 1. 全身：面目黧黑、肌肤甲错、唇舌青紫、脉细涩等。
> 2. 疼痛：多成刺痛，部位固定。
> 3. 肿块：经久不愈，渐成肿块。瘀积肌肤，可见青紫肿胀，瘀积体内，瘾积痞块，固定不移，质地坚硬。
> 4. 出血：多见血色紫暗或夹有血块。
> 5. 脉象：多见细涩沉弦或结代。

说明：

血瘀疼痛与气滞疼痛的区别：

性质：血瘀为刺痛、刀割样；气滞为闷痛、胀痛。血瘀为持久痛，气滞发过如故，排气后减轻。

肿块：血瘀时固定、多拒按、坚硬；气滞时不固定、时大时小、不一定拒按、柔软。

瘀血引起出血的机制：

瘀血阻滞脉道，血液不能循脉而行，势必溢出脉外，引起出血，犹如渠道因泥沙淤塞而容易引起决口一样。这种出血的治疗当以活血祛瘀为主，"莫见血而止血"的道理之一就在于此。

从西医学的角度去分析，具有血瘀病理状态的人，其凝血物质的消耗必然增多，由此而容易引起出血。这种出血的治疗，西医学也会加入适当的抗凝血药物。

此外，就中医病因学的完整内容而言，尚有饮食、劳逸、外伤、药邪、医过、禀赋等原因，限于教学时间，也因这类病因的致病特点较易理解，故可自学，在此不作赘述。

第二节　发病原理

一、中医学对发病原理的基本观点

> "……正气存内，邪不可干……"（《素问·刺法论》）
> "……邪之所凑，其气必虚。"（《素问·评热病论》）

说明：

发病，一是由于正气虚弱，不能防止病邪的侵入；二是由于正气并不虚弱，但病邪的毒性强或量多，超越了一般机体的调节能力和耐受力。

不发病，是正气旺盛，抗病力强的体现。

二、"正"和"邪"的基本概念

> 正：精、气、血、津液等基本物质，脏腑、经络等生理功能及其所发挥的抗病康复的能力。
> 邪：泛指一切致病因素。

说明：

正气是指人体的抗病康复能力。邪气泛指一切致病因素。预防疾病的发生，无非是从固护机体的正气和防御邪气的入侵两个方面入手。

固护正气，一是要做到调饮食，适寒温，勤运动，积精全神（健康的思想意识，正常的性生活）。若身体虚弱或功能偏颇时，也可以服药调补或食疗食养。二是防御外邪，即《黄帝内经》所言的"避其毒气"。尽可能避免外邪的侵袭，才能最大限度地保护正气，减少疾病的发生。

第三节　病　机

一、邪正盛衰

邪正盛衰,即致病邪气与自身正气相抗争的盛衰变化,这种邪正相搏贯穿外感病的始终。

邪正盛衰的基本状况:

1. 正胜邪退——疾病向愈。
2. 邪盛正不衰、邪正斗争激烈——极盛期,多为实证。
3. 邪正相持,互有进退——病情反复,轻重转化。
4. 正虚邪恋——慢性期,多为虚实夹杂。
5. 邪退正虚——恢复期,多为虚证。
6. 邪盛正衰——疾病向恶。

说明:

邪正盛衰与阴阳失调是本节要介绍的疾病的整体病机。

任何致病因素作用于人体而发病,均会涉及邪正相搏,并引起阴阳失调。

二、阴阳失调

阴阳失调是发生疾病的内在根据,阴阳失调贯穿一切疾病的始终。

阴阳失调的基本状况:

偏胜——阴胜则寒,阴胜则阳病;阳胜则热,阳胜则阴病。

偏衰——阴虚则热,阴虚则阳亢;阳虚则寒,阳虚则阴盛。

互损——阳损及阴,阴损及阳。

格拒——阴盛格阳,阳盛格阴。

离决——阴阳离决,精气乃绝。

说明：

阴胜则阳病，其"阳病"是指阴邪伤及阳气；阳胜则阴病，其"阴病"是指阳邪伤及阴气（阴液）。

阴胜则寒，指的是实寒；阳虚则寒，指的是虚寒。

阳胜则热，指的是实热；阴虚则热，指的是虚热。

临床上实寒、实热可以向虚寒、虚热转化，即所谓"阴胜则阳病"（虚寒），"阳胜则阴病"（虚热）。

阴阳互损，多发生在阴阳虚损程度较重、累及肾的阶段。先阳虚，后发展为阴虚，称为"阳损及阴"；先阴虚，后发展为阳虚，称为"阴损及阳"。

阴阳格拒，是较为特殊、较为严重的病理状态。阴或阳的一方力量过强，壅盛于内，将衰弱的另一方格拒于外，以致阴阳之气不相维系，从而形成阴盛格阳、阳盛格阴的复杂的病理状态。

阴盛格阳，又称"格阳"证，是指阳气衰极，阳不治阴，阴寒内盛，逼迫极虚之阳浮越于外的病理状态，故其病机本质是真寒假热，古代医家又称其为"戴阳"、"虚阳外越"、"回光返照"、"残烛复明"，均提示其为需要紧急救治的危重病证。

阳盛格阴，又称"格阴"证，是指邪热极盛，深伏于内，阳气被郁，格阴于外的病理状态，故其病机本质是真热假寒，古代医家将其称为"阳厥"、"热厥"、"热深厥深"，均提示其为实热之重证。四肢不温、脉象沉伏等"热极似寒"之象，是阳气受阻而不能外达所致，而非阳气虚弱所为，故治疗尚需以清热通泄为主，邪热去而阳气通，"格阴"之象自可消退。

阴阳离决，精气乃绝，生命告终。阴阳亡失，可分亡阴、亡阳，这一内容将在八纲辨证（阴阳辨证）中讲述。

第七章
治 则 治 法

治则治法也应是中医学基础所要讨论与研究的内容。其中,治法的内容在中药学、方剂学和临床各学科中还会详细讨论。

> 治则——治疗原则,用以指导治法。
> 辨证——治则——治法——方药
> 例:患者疲乏无力,胃纳不佳,时已一周。前天起发现黄疸,泛恶,不思饮食,溲赤,脉濡带数,苔腻。证属脾胃湿热,熏蒸肝胆,以致湿热黄疸。治当首重祛邪,以清化湿热为主,选用茵陈蒿汤加味。

说明:

治则是辨证与治法的中间环节,上面服从辨证,下面指导治法。

例中辨证为湿热黄疸,是由湿热之邪蕴结肝胆所致。治则是祛除湿热之邪。因是湿与热合,故治法应清热与化(利)湿合用。

如果不是湿热黄疸,而是寒湿黄疸,虽也要祛邪,但就应温热以祛寒,再加上化(利)湿,合称温化寒湿。

如果既不是湿热,也不是寒湿,而是由于虚而致的虚黄,那就不是祛邪,而是以补虚为主法了。

> 基本治则:治病求本,扶正祛邪,调整阴阳。
> 基本治法——八法。详如下:
> 汗法——发汗,又称解表法;
> 吐法——涌吐,不常用;
> 下法——攻邪法的代表;
> 和法——调和双方(表里、升降);
> 温法——热药治疗寒证;
> 清法——寒药治疗热证;
> 补法——又称扶正法;
> 消法——缓攻渐削。

说明：

中医学的治法源远流长，丰富多彩。这里讲的八法，仅指方药治病的常用方法。就中医临床治疗手段而言，有内治法、外治法、情志疗法、饮食疗法、针灸疗法、推拿疗法、气功疗法等。

汗法，是指通过开泄腠理、调和营卫、发汗祛邪以解除表证的治疗方法，故又称解表法。

吐法，是指令人呕吐，以使停留在咽喉、胃脘、胸膈的痰涎、宿食或毒物随呕吐而排出的治疗方法。目前临床不常应用。

下法，是指运用具有泻下、攻逐、润下作用的方药，以通导大便、消除积滞、荡涤实热、攻逐水饮的治疗方法。

和法，是指以调和为主，借调整以祛除病邪，扶助正气，使表里、上下、脏腑、气血、阴阳协调的治法。

温法，是指温散寒邪，回复阳气的治法。

清法，是指通过清热、泻火、解毒、滋阴，以清除体内邪热的治法。

补法，是指补益机体诸不足的治法。

消法，是指通过渐消缓散，导滞化积，以消除因气、血、痰、食、水、虫等壅滞而成的积滞、痞块的治法。

临床应用八法，针对具体疾病的辨证、治则的不同情况，既可单独应用，也可复合应用。

第一节 治病必求于本

一、正治与反治

本——疾病的本质：病因病机；正气；原发病。
标——疾病的现象：临床表现；邪气；继发病。
正治——热则寒之，寒则热之，虚则补之，实则泻之。
反治——塞因塞用：虚痞，补中；
　　——通因通用：热利，通下；
　　——寒因寒用：热厥，清热；
　　——热因热用：戴阳，回阳。

说明：

中医临床上，标与本的区分是相对的，如疾病的病因病机为本，疾病的临床表现为标；自身的正气为本，致病的邪气为标；原发病为本，继发病为标。在一般情况下，治病应针对疾病的本质来确定治则、治法、方药。

在疾病的现象与本质一致的情况下，采用与疾病现象相反的药物治疗，统称正治。可见，正治，即是逆疾病的证候性质而治的一种治则，故又称"逆治"。

反治，是顺从疾病所出现的假象而治的一种治则，故又称"从治"。

塞因塞用，是指以补益方药治疗虚性闭塞不通之证的一种治则。虚痞，痞，不通的意思。虚痞，即是因为脾胃十分虚弱，反而出现胀满不通的现象。一般的痞塞不通，多应用通法。而虚性痞满，则须用补法，有"以补开塞"之义。

通因通用，是指用通利的方药治疗实性通泄之证的一种治则。热利：利，即泄泻。泄泻本身是通利太过的表现，但若因内有热邪壅滞，则仍须用通下之法，有"以通治通"之意。

寒因寒用，是指用寒性药物治疗假寒病证的一种治则。热厥：厥，是四肢冰冷。肢冷（厥）通常是寒的表现，但热厥的本质是热，故仍要用寒凉的方药治疗。

热因热用，是指用热性药物治疗假热病证的一种治则。戴阳：是假热所致的面红。面红原本多为热象，但戴阳时的面红，其本质是阳虚，故仍须用热药。

总之，反治是采取与疾病假象相同的药物去治疗。从疾病的本质来说，不论正治或反治都是一样的，也就是"治病必求于本"。

二、治标与治本

分清病情的标本、轻重、缓急，决定治标治本的先后、主次。

急则治标——急，症状危急。

缓则治本——一般原则。

标本同治——标本兼顾，较为常用，但要分清主次。

说明:

治标与治本,是指治疗的主要措施是治标或治本,或是兼治。决定这个原则,关键在于分别标本的轻重、缓急。如:

本与标一致的情况下,这就无所谓治标或治本,也就是正治法。

本与标不一致时,就要区别本急还是标急,如标急时可以先治其标;本急时仍以治本为原则,故称急则治标。如二便不通、高热不退、剧烈疼痛、大量出血等,多属危重的症状,甚可危及生命,故须紧急救治。

标本兼顾,也要有治疗的重点,绝不是面面俱到,平分秋色。

第二节 祛邪与扶正

扶正与祛邪及两者关系的处理,在中医临床上极为重要。

> 祛邪:祛除病邪,即攻法,适用于病邪为主的疾病。
> 扶正:扶助正气,即补法,适用于正虚为主的疾病。
> "邪去正自安,正胜邪自却";
> "扶正以达邪,祛邪以存正"。

说明:

以病邪为主的疾病,始终存在着邪正相争。因此,在治疗时,首先要确定是扶正还是祛邪。在一般情况下,有病邪存在的疾病,应以祛邪为主,故说"邪去正自安","祛邪以存正"。

如果正气十分虚弱而不耐攻时,应考虑采取"扶正达邪"的方法,此时的扶正,其目的是为了祛邪。故说"正胜邪自却","扶正以达邪"。

总之,邪气存在,总是以祛除病邪为治疗的主要目的。即使应用扶正,也是为了更好地祛除病邪。

如果病情非常复杂,病邪又很强盛(实),正气又很衰弱(虚),即虚实夹杂时,治疗原则就应考虑邪正双方的具体情况。具体地说,也就是要考虑是用"先攻后补"、"先补后攻"或"攻补兼施"的方法了。

> 先攻后补——适用于正虚由邪实引起,而正虚又未至不耐攻伐者。
>
> 先补后攻——适用于邪气虽盛,但正虚已不耐攻者。
>
> 攻补兼施——适用于正虚而兼有邪实者;或邪气盛实,急需祛邪,
> 但防其正虚不耐攻伐者。

说明:

如肝硬化腹水,一般都存在着正虚与邪实两方面,如正气虽虚,腹水(水邪)日多,二便不通,腹胀喘急时,可先攻逐水邪,再行补虚,即先攻后补;如腹水虽多,但全身情况极差,不能攻水时,可先用扶正补虚,全身情况改善后再行攻水,即是先补后攻;如腹水并不十分严重,正气虚弱时,可用攻补兼施之法。

第三节 调 整 阴 阳

调整阴阳作为治则,在中医临床上具有把握总纲领、总方向的作用。

> 阴阳失调的基本表现及其调整原则:
>
> 阳偏胜——实热——清热 ⎫
> 　　　　　　　　　　　 ⎬ 泻其有余
> 阴偏胜——寒实——散寒 ⎭
>
> 阳偏衰 —虚寒——温阳 ⎫
> 　　　　　　　　　　 ⎬ 补其不足
> 阴偏衰——虚热——补阴 ⎭
>
> 阴阳两虚——阴阳并补
>
> 注意阴阳的相互制约与互根。

说明:

泻其有余,针对病邪,针对实证,实质上即是祛邪法。

补其不足,针对正气,针对虚证,实质上即是扶正法。

阴阳制约 $\begin{cases} 阳胜 \rightarrow 阴虚——滋阴泻火 \\ 阴胜 \rightarrow 阳虚——温阳散寒 \end{cases}$

阴阳互根 $\begin{cases} 阳虚 \rightarrow 阴虚——补阳为主,兼补阴 \\ 阴虚 \rightarrow 阳虚——补阴为主,兼补阳 \end{cases}$

第八章
诊　法

中医诊法包括望、闻、问、切四诊,是中医临床上诊察患者、了解病情的基本方法。

```
        ┌ 望诊——望神、望形态、望面色、舌诊等
        │ 闻诊——听声音、嗅气味
  四诊  ┤ 问诊——十问
        └ 切诊——脉诊、触诊
```

了解病情力求全面,必须坚持"四诊合参"。

说明:

十问:即问诊的十个方面,古有"十问歌",将在"问诊"中详细讲述。

四诊合参:即望诊、闻诊、问诊、切诊四种诊法要综合参考。

第一节　望　诊

望诊是依靠视觉诊察病情的一种方法。通过望诊,可首先形成对患者的整体印象,引导继续诊察的侧重点和切入点,为临床诊断提供重要线索,前人有"望而知之谓之神"的说法,说明望诊在四诊中居于首要地位。敏锐的观察力是医生的基本功之一。

一、望神

神：机体内在活动的外在表现。
得神——又称"有神"，是精尚充、气尚足、神尚旺的表现。
失神——精衰、气弱、神败的表现。
假神——危重患者出现精神暂时"好转"的假象。

说明：

望诊包括望神、望形态、望面色、望舌（即舌诊）四个方面。

望神，是医生对患者的第一个印象，对估计病情、预后很有参考价值。

得神、失神、假神是中医诊断学的专用术语。

得神，即第一印象尚属正常范围之内，未见有重病的病态。

失神，即第一印象即有精气神俱衰的危重病态。

假神，是指全身情况极差，病情危重，甚至是临终以前，反而在某一方面表现出兴奋的现象，是生命垂危的表现，古人将其比作"回光返照"、"残烛复明"。

在临床望神时，在得神与失神之间尚有一种"少神"，即神气不足，如见精神不振、面色少华、少气懒言、动作迟缓等，提示正气不足，但还未至失神的程度。

二、望形态

（一）望形体

望形体
壮实——身体强壮，气血旺盛，预后较好
虚弱
　　阳虚体质，形盛气虚
　　阴虚体质，形瘦体削

说明：

望形态包括望形体与望姿态两个方面。

观察形体强弱时,要将形体的外在表现与机体的功能状态、神气的衰亡变化结合起来进行综合判断。

阳虚体质多形盛气衰,阴虚体质多形瘦体削,这是一般情况,并非绝对。临床上也能见到阳虚而体瘦,阴虚而形盛的,这就需要四诊合参,整体判别。

(二) 望姿态

$$望姿态 \begin{cases} 阳证、热证、实证——热、动、亢奋 \\ 阴证、寒证、虚证——寒、静、抑制 \end{cases}$$

说明:

望姿态,是观察患者的动静姿态和肢体的异常动作来诊察病情的方法。

患者的动静姿态是疾病的外在表现。根据"阳主动,阴主静"的一般规律,凡人的功能亢奋、躁动不安的,多属阳证、热证、实证。功能减退、喜静懒动的,多属阴证、寒证、虚证。

观察患者的异常动作,在临床上也颇有诊断意义。如:

四肢颤动,在外感热病多为动风先兆,在内伤杂病多为气血不足、筋脉失养。

四肢拘急、不能伸直,多为寒邪侵袭,筋脉收引,或阴血不足,筋失濡养。

四肢抽搐有力,多属热极生风或肝阳化风;四肢抽搐无力,多为阴血不足、虚风内动。

循衣摸床、撮空理线,多见于热入心包,神不内守,或久病大虚,元气将脱。

猝倒而口开,手撒遗尿,为中风脱证;牙关紧闭,两手紧握,为中风闭证。

手足软弱无力,行动不灵而无痛的,是痿病;关节肿痛,肢体动作困难的,是痹病。

111

三、望面色

1. 白色:气血不足或气血不能上荣于面。

　　白而虚浮——㿠白,气虚、阳虚等为主。

　　白而带青——苍白,失血、阳虚、受寒等。

2. 青紫:气血运行严重受阻,如气闭、血瘀、寒凝、惊风等。

3. 红色:气血充盈,脉络扩张或虚阳浮越(有虚有实)。

4. 黄色:萎黄,血虚、气虚、久病、黄疸等。

5. 黑色:血瘀,久病及肾。

说明:

望色,首先要区别是病色、主色,还是客色。

病色是指病人在疾病状态下,面部的异常色泽,一切反常的色泽都应属于病色。上述的五色变化均在病色范围内加以讨论。

主色是指与生俱来的基本面色,属于个体生理差异,并无诊断意义。

客色是指人受到季节、气候、情绪等因素的影响,面部发生的正常的色泽变化。

面色青紫,除主气闭、血瘀、寒凝等以外,在小儿高热尚可主抽搐惊风或欲作惊风。此外,剧烈疼痛,尤其是胸痹心痛,也可见面色青紫。临床上,肝病迁延不愈之人,面色青紫最为常见。

面红(赤),面部时常见到红色,在正常人是气血较旺盛;在患病之人多为实热、火旺、阳亢。

面部升火,面部一阵发红发烫,正常人常为情绪兴奋;患者多为阴虚火旺。

两颧潮红,仅在两颧的部位发红,多为阴虚火旺。

面红如妆,与病情全部不合,多为阳虚而引起的假象,称为戴阳,属虚阳浮越。

面部色黄,多为脾虚不运,气血不足,面部失荣,或湿邪内蕴所致。

临床上尚有微黄、黄胖、黄疸之分。

微黄者,面色淡黄而晦黯不泽,多见于脾胃气虚,气血不足;黄胖者,面色淡黄而虚浮,多为脾虚湿盛。

面目俱黄者多为黄疸。若黄疸而色泽鲜明的,称为阳黄,多为湿热熏蒸所致;黄疸而色泽晦黯的,称为阴黄,多为寒湿郁滞所致。

面部色黑,多因肾阳虚衰,血失温养,或脉络拘急,血行不畅所致,故临床多主肾虚、血瘀等病证。

四、望舌(舌诊)

(一)临床意义

> 舌质:了解机体的气血盛衰,阴阳的偏盛偏衰,疾病性质的寒热等。
> 舌苔:了解病邪的性质及其轻重,疾病的进退,胃气的存亡。
> 舌的湿润度:了解津液的存亡。

说明:

望舌质和望舌苔临床意义各有侧重,如望舌质主要是为了解机体正气的情况及病证寒热的状态,望舌苔主要是为了解邪气的情况和胃气的存亡。

舌诊是中医诊察疾病的重要手段,历来格外受到重视,其比脉象更为直接,而且容易观察。

望舌时,光线以日光直射口内为好,光线暗时,红与紫、蓝与黑就难以区分;伸舌姿势要自然,不能过于用力,时间不宜过久,否则舌的形态、颜色等会发生变化;还应注意有无染苔,常见的染苔有:牛奶等白苔,酱菜、橄榄等黑苔,抽烟、饮茶等黄苔,水果糖等也会染苔。

(二)舌诊的观察内容

> 舌质 { 色泽:淡红、淡白、红绛、青紫
> 　　　 形质:老嫩、胖瘦、齿痕、点刺、裂纹
> 　　　 动态:僵硬、卷短、抖动、痿软、歪斜
>
> 舌苔 { 色泽:白、黄、灰、黑
> 　　　 性质:薄厚、润燥、腻腐、光剥

113

说明：

望舌的主要内容包括舌质和舌苔两个方面。

望舌质,需分为望舌的色泽、舌的形质、舌的动态。临床应用时还应注意舌的神气和舌下络脉的变化。

望舌苔,主要分为望苔的色泽和望苔的性质。

(三) 望舌质

1. 舌质的色泽

舌淡红——舌体颜色淡红润泽,多见于正常人,提示气血调和。

舌淡白——比正常舌色浅淡,多主气虚、血虚、阳虚、气血不足。

舌红绛

- 舌尖红点或边尖稍红——外感风热
- 舌尖红赤、破碎——心火上炎
- 舌薄色红、欠润、有裂纹——邪热伤津
- 舌红、裂纹、无苔——阴液损伤
- 舌色红绛而有苔——外感热病热盛期
- 舌色红绛而无苔——外感热病后期阴亏,内伤杂病阴虚火旺
- 舌绛——热入营血

舌紫

- 舌红绛而紫——血热或血瘀
- 舌淡紫而干——阴液虚,血瘀
- 舌淡紫而润——阳气虚,血瘀

说明：

舌淡红,除了常见于健康人以外,若见之于患者,则表示疾病初期,病位轻浅,尚未伤及气血、深入脏腑。

舌淡白,总体主虚证,气虚、血虚、阳虚、气血两虚等均可见之。

舌红与舌绛尚有一定区别。舌红程度重者称为舌绛(绛者,深红也)。见舌绛;在外感热病多提示热入营血,所谓"其热传营,舌色必绛"(叶天士《外感温热篇》);在内伤杂病多见于阴虚火旺。

外感风热之舌边尖略红、心火上炎之舌尖红赤、伤津之舌红欠润、伤阴之舌红无苔等,在临床均十分常见。

舌见青紫,多提示气血瘀阻。若由阳虚致瘀者,多为舌色青紫而胖润;由阴虚致瘀者,多为舌色青紫而瘦干。

2. 舌质的形质

胖大 {
舌胖大而色淡白——气虚、阳虚、水湿
舌胖大而有齿痕——脾虚、气虚、气血两虚
舌胖大而色红绛——心脾热盛、外感湿热
}

瘦瘪 {
舌色淡白——气血两虚
舌色红绛——阴虚火旺
}

点刺 {
舌尖生点刺——心火亢盛
舌中生点刺——胃肠热盛
}

裂纹 {
舌色浅淡——血虚失荣
舌色红绛——津伤液耗
}

说明:

望舌质的形质,临床上尚需结合舌质的色泽等情况综合分析,才能尽可能确切地反映其诊断意义。

如同样是舌体胖大,其色泽淡白者,多提示气虚、脾虚、阳虚、水湿等;而色泽红绛者,多提示心脾热盛、外感湿热,并可见于服毒患者。

再如,同样是舌有裂纹,若舌色浅淡者,表示血虚不荣;而舌色红绛者,表示阴虚火旺。

舌有裂纹在少数健康人也可见到,有统计提示有 0.5% 的裂纹舌见于正常人,称为生理性或先天性舌裂,前提是并无不适症状,且有舌苔覆盖,临床必须与病理性舌裂作鉴别。

3. 舌质的动态

痿软 {
舌红绛——邪热伤阴、阴虚火旺
舌枯白——久病气血严重虚衰
}

歪斜、颤动——内风(中风)。

强硬——热入心包、风痰阻络。

```
       ┌ 病情危急见吐舌──心气已绝
   吐弄 ┤
       └ 外感热病见弄舌──动风先兆

   短缩──病情危重。
```

说明：

舌歪斜、舌颤动都是由肝风夹痰或痰瘀阻滞经络所致，故临床多提示中风后或中风预兆。但舌颤动也可因气血两虚或津伤液亏所致，前者舌色多淡白，如年迈虚弱之人；后者舌色多红绛，如热病后期常可见到。

吐舌与弄舌尚有区别，舌伸口外，不即回缩，称为吐舌；反复舐唇，摆动不宁，称作弄舌。弄舌除见于动风先兆外，还更常见于先天性愚型患儿。

舌短缩多为病情危重的征象，如热盛伤津、风痰阻络等均可出现。此外，先天性舌系带过短也可影响舌体伸出，称为绊舌，临床并无辨证意义。

（四）望舌苔

```
1. 舌苔的色泽
         ┌ 薄白而润──表证初起或阳虚内寒
         │ 白腻──湿阻、痰湿
         │ 白腻中微黄而糙──湿从热化、燥化
    白苔 ┤ 白黄相兼──寒热夹杂，表里同病
         │ 白如积粉──秽浊，热毒
         └ 白霉苔──病情危重，正气衰竭
```

说明：

舌苔薄白而润多见于正常舌象。若为病理舌象，在外感病多为表证初期，在内伤病，提示病情轻浅，或提示阳虚内寒。

舌苔白腻而薄者，提示湿邪轻浅，苔白腻而厚者，表示湿阻较重。

舌苔白主表主寒，苔黄主里主热，故黄白相兼可提示由寒化热或

由表入里。

舌苔白如积粉多见于外感温热病,表示湿浊、秽浊、热毒较盛。

舌白霉苔多见于危重病证的后期。如重症感染、白血病后期出现真菌感染,口腔、舌面可呈现白霉状。

```
淡黄→深黄→焦黄

      ┌ 淡黄(微黄)——邪始入里,里热较轻
      │ 深黄(正黄)——里热较重
黄苔 ┤ 焦黄(老黄)——邪热伤阴,燥结腑实
      │ 微黄腻——湿热较轻
      └ 厚黄腻——湿热较重
```

说明:

苔色由淡黄而深黄而焦黄,提示里证、热证的逐步加重。

淡黄苔又称微黄苔,在外感病中多表示表邪入里,但里热尚轻。

深黄苔又称正黄苔,表示热邪较重,里热已盛。若无燥象,提示尚未明显伤津耗液。

焦黄苔又称老黄苔,提示里热病证的进一步加重,或呈现燥结腑实之候,津液因此而受到严重损伤。《伤寒论》承气汤证多可见此舌象。

苔黄主热,苔腻主湿,黄腻相兼,自主湿热。

临床上尚有一种特殊情况需要注意:苔淡黄而滑润多津(黄滑苔),且舌质淡胖者,多为阳虚寒湿之体,当需分辨。

```
      ┌ 灰黑而滑腻,舌质淡胖——阳虚寒湿,痰湿内停
灰黑苔┤ 灰黑而干燥,舌质干裂——热极津枯,病情危重
      └ 霉酱苔——肠胃宿食,积久化热
```

说明:

灰苔与黑苔同类,灰即浅黑。灰黑苔多由白苔或黄苔转化而成,望诊时必须结合苔质的润燥来鉴别病证的寒热属性。

117

苔色灰黑,舌面湿润,舌质淡白胖嫩,多为阳虚寒湿,痰饮内停的里寒重症。

苔色灰黑,舌面干燥,舌质瘦瘪起刺,无论外感还是内伤,都提示热极津枯之重症。

霉酱苔,常有胃肠宿食,湿阻化热,或湿热夹痰,上泛舌面而成。

---

2. 舌苔的性质

润与燥——反映体内津液的盈亏与输布情况。

　　润滑——水湿痰饮。

　　干燥——津液不足。

薄与厚——反映病邪的轻重,病位的深浅。

　　苔薄——胃有生发之气,或主病邪轻浅。

　　苔厚——湿浊邪气熏蒸,或主病邪较重。

净与腻——反映有无脾胃虚弱及湿浊内蕴。

　　苔净——反映脾胃功能尚健。

　　苔腻——反映脾虚湿阻或外感湿浊。

剥与光——一般提示胃气匮乏,胃阴枯涸。

　　剥苔——多为热盛伤阴。

　　光苔——多为胃阴枯涸。

说明:

就舌苔的润燥而言,正常人的舌苔应该是干湿适中,不滑不燥。舌面水分过多,伸舌欲滴,称为滑苔(过润);舌面干燥失润,甚者干裂,称为燥苔。

滑苔为水湿之邪内聚的表现。脾阳不振,水湿痰饮内生,均可出现滑苔。

燥苔提示体内津液已伤。高热、吐泻、大汗或过服温燥药物,均可伤津耗液而出现此种舌苔。

就舌苔的薄厚而言,正常人应是薄苔。透过舌苔而见底的称为薄苔,观察舌苔而不能见底的称为厚苔。苔厚表示邪盛,苔由薄转厚,表示邪气深入而病进;苔由厚转薄,表示邪气渐去而病退。但是也有例外,如原来有舌苔,突然见到舌苔剥落,并不说明病情好转,而是说明阴液受到严重损伤。

苔净多表示脾胃尚健,胃纳尚可。苔腻多表示痰湿内盛。若见苔质颗粒较粗而根底浮松,如豆腐渣堆铺舌面,又称为腐苔,多主湿浊、痰饮、食积。

舌苔部分剥落称为剥苔。舌苔全部剥落称为光苔。舌苔或剥或光,均提示津液亏虚,胃气大伤。如果舌苔很光,一点也没有舌苔,称作光滑无苔,说明病情严重,是胃液十分不足的表现。若舌苔由全至剥,是正气渐衰的表现。舌苔剥落后复生薄白之苔,是邪去正胜,胃气渐复的佳兆。

观察舌象,要从舌质、舌苔两个方面综合起来观察分析。具体地说,要观察舌的形状、色泽、动态和苔的色泽、性质五个指标,进行全面分析,才能作出正确的判断。

中医望诊的内容,除上述望神、望形态、望面色、望舌的内容以外,尚有望排泄物、望小儿络脉等内容,限于时间,请大家自学。

第二节　闻　诊

闻诊,是通过听声音和嗅气味来诊断疾病的方法,早在《难经》中就指出:"闻而知之者,闻其五音,以别其病。"

一、听声音

语声 { 高亢有力,声音连续——实证 / 发音低微,气短不续——虚证

音哑 { 金实不鸣——外感表证、热毒攻喉等 / 金破不鸣——肺气不足、阴虚火旺等

说明:

闻诊包括听声音和嗅气味两方面。

听声音,是指通过听病人的语言、呼吸、咳嗽、呕吐、呃逆、嗳气、叹息、肠鸣等各种声音,来分辨病证的虚实、病位的深浅等情况。

就听语声而言,一般语声高亢,发音有力的,都提示阳证、实证、热证,表示正气未虚,邪气盛实。凡语声低微,声音断续的,表示正气虚损,身体虚弱。

声音嘶哑的病因病机用金实不鸣、金破不鸣来形容、表述,非常生动贴切。肺在五行属金,发出声音与肺气有关,声音嘶哑的病因无非是肺的实证与肺的虚证,即便是其他脏腑的病变,唯有影响到肺气、宗气,才会出现声音嘶哑,故有其名。

言语	谵语——	语无伦次,声高有力——	热扰心神,阳明腑实
	郑声——	言语时断,声音低弱——	心气大伤,精神散乱
	错语——	言语出错,错后自知——	心神失养,髓海空虚
	独语——	喃喃自语,见人即止——	心神失司,痰浊蒙窍
	狂言——	笑骂狂言,不避亲疏——	痰火扰神,心神错乱
	语謇——	言语謇涩,舌强不利——	风痰阻络,中风之兆

说明:

言语异常临床上有多种不同情况,当需明辨。上面所言的临床意义也只是指出其大略而已。

呼吸	喘——	呼吸困难,短促急迫。有虚喘、实喘之分
	哮——	呼吸急促,喉间有声。有寒哮、热哮之分
	少气——	气少不足以吸。多主身体虚弱,肺肾气虚
咳嗽	声音紧闷,兼鼻塞流涕——	外感风寒
	重浊不扬,兼痰多色白——	痰湿阻肺
	咳声清脆,兼咽干无痰——	燥热犯肺
	咳声低微,兼气息短促——	肺肾气虚
	干咳阵作,兼有咯血——	肺阴虚损

说明:

喘与哮的主要区别在于气急、气喘的同时,能否闻及鸣笛样声音。无声者为喘,有声者为哮,哮必兼喘。中医临床上喘证多分虚实,哮证

120

多分寒热。

少气与短气相似,在虚证患者中极为常见。

干咳阵作无痰或痰中带血,兼有形体消瘦、低热、盗汗等,都为肺阴虚损,多见于肺痨病或肺癌晚期。

```
有声有物者,称为呕吐;
有声无物者,称为呕;
有物无声者,称为吐。

        吐势徐缓而声低——虚寒证
        吐势较猛而声高——实热证
                  高热神昏——热入心包
呕吐     呈喷射状    阳亢重证——颅内高压
                  外伤跌仆——颅内瘀肿
        右胁胀痛,伴黄疸——肝胆湿热
```

说明:

临床分辨吐势的缓猛,声音的高低(可根据患者的自述),有利于判别疾病的寒热、虚实。

凡见呕吐呈喷射状均表示病情危急,急需分辨原因以急救。

肝胆疾病在其湿热黄疸阶段,呕吐一症在临床颇为常见。

此外,听声音尚有嗳气、呃逆、叹息、喷嚏等内容。嗳气、呃逆多由胃气上逆所致。叹息、太息多由肝气郁结所致。喷嚏多由外感风寒或鼻腔过敏所致。

二、嗅气味

嗅气味,是指闻患者体内所发出的各种气味以及排泄物、分泌物等的气味,来分辨病邪的性质、病性的寒热和某些脏腑的病变。

一般而言,气味浓重秽臭的,多属于实热证;气味不重或腥臭的,多属虚寒证。尚有一些具有特殊诊断意义的气味,如闻及病室有烂苹果样气味,多见于消渴病的危重阶段(糖尿病酮症酸中毒);闻及尿臊气味,多见于水肿病的晚期(肾病尿毒症)。

第三节 问 诊

问诊,是医生通过询问患者或家属,以了解疾病发生、病情演变、现有症状、诊疗过程和其他有关情况,进行综合分析而作出临床诊断的一种方法。问诊是临床诊察疾病的最为重要的方法之一,诚如明代医家张景岳所说:问诊是"诊病之要领,临证之首务"。

问诊的方法——三个结合:
全面询问与重点询问相结合;
患者自述与有目的询问相结合;
询问现状与询问过去病史、治疗经过相结合。

说明:

问诊是诊断疾病的主要手段,临床上具有十分重要的意义。古代医家强调问诊是"诊病之要领,临证之首务"。

上述"三个结合"是古今医家临证问诊的经验总结,值得吸取,值得珍视。

问诊的主要内容:
十问歌:据《景岳全书》十问歌改编。

一问寒热二问汗,三问头身四问便,
五问饮食六问胸,七聋八渴俱当辨,
九问旧病十问因,再参服药审机变。

《韩氏医通》记载的问诊内容:
何处所苦,何因而致,何日开始,昼夜孰甚,寒热孰多,喜恶何物,曾服何药,曾经何地。

说明:

《景岳全书》所载的十问歌以及《韩氏医通》所载的问诊内容,指出

122

了问诊的主要方面,就今天的临床而言,两者都还未能概括问诊的全部内容,还需根据实际情况予以补充。

一、问寒热

```
临床意义:了解病邪的性质,病位的深浅,正气的盛衰。

寒热并见——外感表证 ┌ 发热偏重——表热证
                    └ 恶寒偏重——表寒证

                    ┌ 日晡潮热——阳明腑实
但热不寒——里热证 ┤ 身热不扬——湿热蕴结
                    │ 骨蒸潮热——阴虚火旺
                    └ 长期低热——气虚、暑湿

但寒不热——里寒证 ┌ 新病——寒实
                    └ 久病——虚寒

寒热往来——半表半里证
```

说明:

外感热病中,有没有恶寒常常是区别病邪是否在表的一个指标,所谓"有一分表证,便有一分恶寒"。由此可见,辨析寒热有利于区别病邪的深浅。

问寒热,除了在发烧患者中要问清楚以外,一般没有发烧的慢性病,也要问清楚有无寒象或热象,如入冬是否明显怕冷,入夏是否异常怕热等,以区别其体质的寒或热。

就大体区别而言,发热恶寒同时并见者为表证,其中热象重者为表热证;寒象重者为表寒证。发热恶寒单独出现者为里证,其中但热不寒者为里热证;但寒不热者为里寒证。发热恶寒交替出现者,即寒热往来,为半表半里证,如少阳病、疟疾等均在其列。

但热不寒之中,高热、潮热、低热及身热不扬等,发热的状况各有不同,其诊断意义也不一样,临床上需分辨清楚。

123

二、问汗

> 临床意义:了解气血津液的状况,决定治疗原则,区别闭证与脱证。
> 问汗的内容:有汗与无汗,出汗的时间,汗液的性质。
> 表证无汗——表实证
> 表证有汗——表虚证
> 自汗——气虚不能固摄(卫表不固)
> 盗汗——阴虚不能内守(阴虚火旺)
> 战汗——邪正剧争,疾病转折
> 冷汗淋漓,神昏肢冷——虚脱亡阳
> 热汗如油,高热烦渴——液脱亡阴

说明:

汗液是津液所化,通过了解出汗的情况,可以测知气、血、津液的变化。如汗出不止,可能是气虚不能固摄津液;而枯槁无汗,则是血液、津液不足的一种表现,或是气闭不通所致。

表证而见发热恶寒时,一定要问清楚有汗或无汗,因为解表药、清热药中有许多药有发汗作用。尤其是解表药,都有发汗作用(当然有程度上的差别)。表证无汗,属太阳伤寒(麻黄汤证,发汗力量强),后世称为表实证;表证有汗,属太阳中风(桂枝汤证,发汗力量弱),后世称为表虚证。

在内伤杂病中,对于出现厥证的病人,要分辨有汗或无汗,有汗以脱证为多,无汗以闭证为多。

不拘时间,动则汗出者,称作自汗,多为气虚不能摄津固表所致,故又称卫气虚或卫表不固。

熟睡时汗出很多,醒则汗止,称为盗汗,多为阴虚不能内守所致。故盗汗是阴虚火旺患者的主症之一。

骤然大汗,有冷汗淋漓,神昏肢冷,面白气微者,当为阳气暴脱所致;而热汗如油,伴有高热烦渴,脉细数急者,应为亡阴之汗。

临床上,还有里热大汗、湿温多汗等情况需要辨析。就局部汗出异常而言,又有头汗、心胸汗、手足心汗、半身出汗、阴部多汗等种种不同情况,也各自有其临床意义。

三、问头身胸腹

择其重点,分述如下:

头
- 头晕——虚证、痰湿、肝阳、瘀血
- 头痛——分经辨证(见"经络学说")。表证、高热、肝火、瘀血等
- 头重——湿阻

身
- 身体沉重——湿邪困阻
- 身体酸楚——表邪入侵
- 身重浮肿——水肿病证
- 肌肤麻木——气血不足,肝风内动,痰凝阻络

胸
- 胸痛——心肺病变(瘀阻心脉、热邪壅肺等)
- 胁痛——肝胆病变(肝郁气滞、肝胆湿热等)

腹
- 大腹胀痛——脾胃(脾胃虚寒、脾胃气滞等)
- 小腹胀痛——肾、膀胱、胞宫、大小肠(淋证、湿热、气滞、血瘀等)
- 少腹胀痛——肝经气滞、肝经湿热等

说明:

头身胸腹的问诊内容非常多,这里只能选择临床较为常见的内容加以分析。其中,腹的部分尚分为大腹、小腹、少腹三部分。脐以上为大腹,脐以下至耻骨毛际以上的正中部位为小腹,小腹两侧为少腹。依据中医脏腑经络居位的不同,上述不同部位出现胀满疼痛的症状,其病变的脏腑也随之不同。

四、问二便

人便异常
- 便秘——热秘、寒秘、虚秘
- 腹泻——脾运失健
- 下利清谷——脾阳虚,肾阳虚
- 五更泄泻——脾肾阳虚
- 里急后重——大肠湿热
- 大便失禁——中气下陷

说明：

大便秘结,可由热盛伤津,肠液亏耗,腹气不畅等形成,其兼证各有不同。腹泻多由脾失健运,水湿内停所致。如出现急性腹泻如水样,伴有肠鸣腹痛者,又多为寒湿入侵所为。

腹泻呈下利清谷,五更而泄者,又多属脾肾阳虚。若见肠鸣腹痛腹泻,起病或发作的原因与情志因素有关者,临床多辨为肝气犯脾。

腹部绞痛,里急后重,甚或便利脓血者,为典型的大肠湿热,即西医学所谓的细菌性痢疾。

大便失禁,甚者脱肛,又多为脾虚气陷之象。

小便异常
- 尿少、尿闭——津液不足,气化功能障碍
- 尿频数、刺痛、灼热——下焦(膀胱)湿热
- 排尿无力,尿有余沥,夜间多尿——肾气不固
- 癃闭——肾虚气不化水,结石瘀血阻塞

说明：

小便为津液所化,了解小便的异常变化,可推断体内津液的盈亏和有关脏腑的气化功能是否正常。临床询问小便异常,一般应从排尿的数量、次数、感觉等方面考虑。上述四种情况仅是临床小便异常最为常见的病因病机辨析。

五、问饮食口味

口渴与饮水
- 口不渴——津液未伤,寒证,湿证
- 口渴引饮——热证,燥证
- 渴不多饮——湿热,阴虚
- 渴喜热饮——阳虚,痰饮

食欲与食量
- 纳呆——脾胃虚弱,湿盛困脾
- 厌食——食滞内停,脾胃湿热,肝胆湿热
- 消谷善饥——胃热胃火,消渴病证
- 饥不欲食——胃阴不足,虚火内扰
- 偏嗜——易生痰湿,易伤脾胃,小儿虫积

说明：

临床对于口干口渴有不少细微的分辨，如有口干不欲饮，口渴喜冷饮，口渴喜热饮。还有口干但欲漱水而不欲咽（多为瘀血内停）等。它们的临床意义都不一样，需要我们详细询问，详细分辨。

食欲与食量的种种异常变化，对于诊断脾胃、肝胆的功能状态和致病病因尤为重要。久病而胃纳常佳者，胃气尚存，预后较好；长期厌食者，胃气已亡，预后多不良，故以此可候胃气之存亡。

口味 {
口苦——里热，胆汁分泌异常
口腻——湿邪阻滞脾胃
口淡——脾胃运化功能障碍
口甜——湿热内阻（脾瘅）
口酸——肝胃郁热，食滞内停
口咸——肾虚，水湿上泛
}

说明：

口味是指口中有无异常的味觉。因脾开窍于口，而且其他脏腑之气也可循经脉而上至于口，因此，口味异常常常是脾胃功能失常或其他脏腑病变的反映。

上述问诊内容仅是临床问诊的重点，尚不够全面，不够系统，其他如问家族史、既往史、生活史、过敏史、诊疗经过以及妇科问诊、儿科问诊等，限于教学时数而未予介绍，但不等于这些内容不重要，临证时根据病情需要应全面询问，综合把握。

第四节　切　诊

切诊包括脉诊与按诊两个方面。本节着重讲解脉诊，按诊则作简略介绍。

对于中医脉象的临床诊断价值应有正确的评价，不能认为单凭诊脉就能测知一切病情，也不能认为诊脉仅是计算脉动（心跳）次数和了解脉动(心跳)节律。

脉诊是依靠医生手指的触觉加以体验识别的。因此,学习脉诊既要熟悉脉学的基本知识、基本理论,更要通过临床上反复训练,仔细体会,逐步掌握切脉的基本技能,才能逐步把握和辨识各种脉象,有效地运用于临床。

切脉仅是四诊中的一种,在临床上要强调"四诊合参"。

一、脉诊

(一) 诊脉的方法

> 诊脉的部位:寸口,气口,寸、关、尺。
>
> 诊脉的环境:安静,"诊法常以平旦"。
>
> 患者的体位:正卧、正坐、平臂、直腕、仰掌。
>
> 寸口的五脏分部:
>
> 左寸属心　左关属肝
>
> 右寸属肺　右关属脾
>
> 两尺属肾、命门
>
> 诊脉的指法:
>
> 中指定关,关前为寸,关后为尺,三指平齐,布指适宜。
>
> 举——浮取
>
> 按——中取
>
> 寻——找寻
>
> 计算至数:平息
>
> 正常————一息四至,闰以太息。

说明:

寸口:腕后桡动脉有一寸多长的一段脉象最明显,诊脉最方便,故称为"寸口"。寸口又称"气口",因为该处是手太阴肺经之气聚会之处,肺主气而朝百脉,故又称为"气口"。故所谓的脉法,又称"寸口脉法"或"气口脉法"。

寸、关、尺:桡骨茎突处为"关",它的远心端一侧为"寸",近心端为"尺"。

两手各有寸、关、尺,故合称"六脉";寸、关、尺称为"三部",寸、关、尺各有浮、中、沉三候,即浮取、中取、沉取,三三得九,故称"三部九候"。

平旦,清晨黎明的时候。"诊法常以平旦"出于《素问·脉要精微论》中关于脉诊的一段话。平旦之时,人才睡醒的时候,体内的阴阳、气血、经脉等还维持原来的状态,是最能测知有病之脉的时段,实际上相当于基础的脉象。现在看来,这样的条件一般情况下难以办到,只能要求患者在安静休息一定时间后(不少于 10 分钟)才进行脉诊。

脉象的变化往往与患者的体位有关,所以诊脉时一定要患者采取很自然放松的体位和姿势。

寸口五脏分部的理论应灵活运动,在有些特定情况下,该理论有重要的指导意义。古代医学文献中,寸口五脏分部之说又常常作为分析医理的依据。六腑在寸口也有分部,对此古医书记载多有出入,加上六腑功能从属于五脏,故目前都不常使用。

中指定关,即是用医生的中指来确定患者桡骨茎突处的动脉,然后就能定寸部和尺部。

三指平齐,人的食指、中指、无名指是长短不一的。医生诊脉时三指指尖应平齐,才能用指尖诊脉,因指尖处感觉最灵敏。

布指适宜,医生切脉的三指的疏密分布,应根据患者的体型长短来调整和确定。

至数,是指脉搏跳动次数。

平息,是要求医生诊脉时呼吸自然、均匀。

"一息四至,闰以太息",医生的一呼一吸间,患者脉搏跳动 4 次,为正常的脉率。正常人在平静状态下,每分钟呼吸 16~18 次。一个人的呼吸有时也并不完全均匀,特别是在注意自己的呼吸时,有时会出现较深的呼吸,这时就可测得患者的脉搏 5 次,所以说"闰以太息"(闰,作余数解释,如闰年,闰月;太息,即大的呼吸)。如此算来,正常的脉搏跳动应为 64~78 次/分。

129

（二）正常脉象——平脉

有胃：部位适中，柔和有力。

有神：整齐均匀，不快不慢。

有根：沉取之时，尚有力量。

正常变异：

肥人多细，瘦人多大；

青年多濡，老人多弦；

春夏多浮，秋冬多沉。

说明：

正常脉象又称"平脉"。平，阴阳平和的健康人。

有胃：胃，胃气，在这里又可理解为脾胃之气，因为脾胃为水谷之海，气血生化之源。脉有胃气，反映了脾胃功能的正常和全身气血的调和。

有神：脉贵有神。古代医家将脉神归纳为柔和有力，节律整齐。

有根：脉之有根，关系到肾，肾乃先天之本，元气之根，人身十二经脉全赖于肾间动气之升发。所以，脉之有根，主要表现在尺脉有力，沉取不绝。

总之，有胃、有神、有根，是从不同侧面强调了正常脉象所必备的条件，三者互相补充而不能截然分开。

健康人的脉象也可以随体型、年龄、季节的变化而产生变异，诊脉时应考虑到这些正常变异的因素。

（三）异常脉象（七个方面观察指标）

脉率的快慢——如迟脉、数脉。

紧张度的改变——如缓脉、弦脉、紧脉。

力量的强弱——如实脉、虚脉。

流利度的改变——如滑脉、涩脉。

部位的深浅——如浮脉、沉脉。

节律的改变——如促脉、结脉、代脉。

形态的粗细——如大脉、细脉。

说明：

脉率的快慢,即是指脉搏跳动频率的改变。

紧张度的改变,即是指下感觉到脉搏跳动时是紧张或弛缓。

力量的强弱,即是指脉搏跳动力量的大小。

流利度的改变,即指脉搏来去是否流畅。

部位的深浅,即指浮取、中取、沉取时的比较。

节律的改变,即指心律是否整齐。

形态的粗细,即指脉搏形态的大或小。

1. 脉率的快慢

脉名	迟脉	缓脉	平脉	数脉	疾脉
一息至数	三至及三至以下	三至以上不到四至	四至	五至以上	七至以上
次/分	60 以下	60 左右	70 左右	110 以上	130 以上
主病	寒、阳气虚	湿、虚	正常	热、虚	热极、虚极

说明：

上图由迟脉、缓脉、平脉、数脉、疾脉递进,表示脉动的频率由慢不断加快。其中,不快不慢是正常脉的一大要素。

脉动频率稍慢者,谓之缓脉,临床多主湿病,气机为湿所困,故脉动缓慢。又主虚证,脾胃虚弱,气血不足,无力鼓动,故脉见缓怠无力。

脉动频率更慢者,谓之迟脉,临床多主寒证,若迟而有力的为寒实(寒邪入侵),迟而无力的为虚寒(阳气不足)。

脉动频率偏快者,谓之数脉,临床多主热证,若数而有力的为实热(邪热亢盛),数而无力的为虚热(阴液亏耗)。另有虚阳外越,也可见数脉,多数大而无力,按之豁然而空。

脉动频率极快者,谓之疾脉,临床多主热盛阳极,或元气将脱,均为危急病证的脉象。剧烈运动后或婴儿之脉也可见极数之脉,属生理性疾脉。

2. 紧张度的改变

脉名	濡脉——	平脉——	弦脉——	紧脉
紧张度	低	适中	增高	更高
主病	虚、湿		肝胆、痛、痰	寒、痛

说明：

上图由濡脉、平脉、弦脉、紧脉的递进,示意紧张度不断增加。

濡脉,即软脉。是指脉象的紧张度低,如按棉絮。说明正气较弱,湿邪阻滞。濡脉与弱脉都是无力脉,浮而无力为濡,沉而无力为弱。

弦脉,是紧张度较高的脉象,一般来说力量相对较强,故说"如按弓弦"。弦脉提示肝胆疾患、疼痛、痰饮、阴虚阳亢。

紧脉,是紧张度更高的脉象,故形容为"牵绳转索"、"坚搏抗指"。紧脉多主实寒、疼痛、宿食。

3. 力量的改变

脉名	虚脉———	平脉———	实脉
	↓	↓	↓
力量	无力	和缓有力	过强
主病	正气不足		邪气亢盛

说明：

实脉、虚脉强调的是脉动的力量。

三部九候均无力的称为虚脉,实际上虚脉是无力脉的总称。虚脉主正气不足的虚证,气血两虚,脏腑诸虚,均可见虚脉。

三部九候均有力的称为实脉,实际上实脉是有力脉的总称。实脉主邪气亢盛的实证,邪正相搏,气血壅盛,脉道坚满,故见此脉象。

4. 流利度的改变

脉名	滑脉———	平脉———	涩脉
	↓	↓	↓
流利度	很流利,如盘转珠	适中	不流利,如轻刀刮竹
主病	痰饮、食积、实热		气滞血瘀,津伤血少

说明：

滑脉、涩脉强调的是脉的流利度如何。

滑脉往来流利，如珠走盘，应指圆滑，提示气血充盈，故也可见于身体强健的正常人和孕妇。作为病脉，多主痰饮、食积、实热。

涩脉与滑脉相反，脉象往来艰涩，很不流畅，故形容其"如轻刀刮竹"。涩脉多主气滞血瘀，津伤血少，或夹痰夹食。

---

5. 部位的改变

脉名	浮脉	平脉	沉脉
浮取	+++	++	+
沉取	+	++	+++
主病	表证		里证

说明：

浮脉、沉脉说的是脉象深浅部位的改变。

浮脉，轻取即应指明显（"举之泛泛有余"），重按稍感不足。浮脉主表证。邪袭肌表，正气抗争，脉气鼓动于外，故见浮脉。若久病见到浮脉，是虚象严重的表现。

沉脉，轻取不应，重按始得，脉位深沉。沉脉主里证。沉而有力为里实证，沉而无力则为里虚证。

---

6. 节律的改变

促脉——数时一止
结脉——缓时一止 ⎫气血不足，尤以阳气虚为主
代脉——有间歇

说明：

促、结、代三脉，均以脉动节律不齐为特征。其区别是：

促脉，脉来数疾而时有一止，至无定数，类似于西医学所说的心动过速伴心律不齐。

结脉，脉来迟缓而时有一止，至无定数，类似于西医学所说的心动过缓伴心律不齐。

代脉,脉来迟缓而时有一止,至有定数,良久方来,西医学所说的二联律、三联律等是最典型的代脉。

促脉、结脉、代脉均提示气血不足,尤其是阳气虚损,影响及心所致。所不同的是,促脉尚可主阳盛实热、痰饮宿食,结脉尚可主阴盛气结、寒痰血瘀,代脉尚可主风证、痛证、惊恐。

7. 形态的粗细

脉名	洪(大)脉————	平脉————	细(小)脉
	↓	↓	↓
形态	脉形阔大	粗细适中	脉形细小
主病	气分热盛、邪盛正衰		气血两虚、湿病

说明:

洪大脉、细小脉强调的是脉体的大小、粗细。

洪脉提示邪气较盛,疾病在发展。洪脉的特点是来盛去衰,即脉搏跳动时的冲击力很强很大,但冲击力的下降也较快,故被喻为"来盛去衰","如水泊岸"。洪脉与实脉不同,实脉是来盛去也盛,来去都很有力。洪脉主气分热盛。

若见脉体宽大,但无脉来汹涌之势,一般称为大脉。大脉提示邪盛的同时已见虚象。

细脉,即小脉,脉体很细小,但并不表示力量的强弱。细脉提示血虚或气血不足。

若脉体细小,又按之欲绝,时有时无者,称为微脉。提示气血大虚,阳气衰微。

(四) 小结

1. 正确认识脉象的临床意义;

2. 首先把握15种基本脉象各自的特点,然后才能了解其他脉象和兼脉;

3. 注重脉象的动态观察;

4. 注重复合脉的综合分析。

说明：

脉象主要反映气血的运行情况及其虚实的变化。如疾病复杂,虚实辨别有困难时,脉象的虚实有重要的参考作用。

寸口部位分候脏腑的理论,古医书上有明确记载,在临床上有时很有意义,但其整体可靠性如何,因未作认真的分析统计,故还不能完全肯定。

病脉的种类,古医书中有认为是 24 脉,有认为是 27 脉,也有认为是 28 脉,但其中最基本的是 15 种异常脉,即讲部位深浅的浮脉与沉脉;讲脉动频率的迟脉与数脉;讲脉动力量的虚脉与实脉;讲脉形粗细的大(洪)脉与小(细)脉;讲脉紧张度的濡脉与弦脉;讲脉流利度的滑脉与涩脉;讲脉的节律的促脉、结脉与代脉。这 15 种脉,每一种脉代表一个方面的变化。

把握了上述 15 种脉,然后就能了解其他脉了,如浮大中空为芤脉,沉而有力为牢脉等。

由于脉象的变异很大,随着病情的变化,脉象也会不断变异,故只有重视脉象的动态变化,才能切实地测知病邪轻重,病证转化,病情进退。

疾病是复杂的,在疾病发生发展过程中,脉象变化会受到病位、病性、病程、邪正等多种因素的影响,临床脉象往往不会独见一脉,复合脉更为多见,如同为浮脉,可见浮紧、浮缓、浮数、浮滑诸脉,同为沉脉,也有沉实、沉弦、沉涩、沉滑等不同,各种相兼脉的临床意义也各不相同。此外,寸、关、尺不同部位的脉象也可以有区别,也是临证切脉时需要加以注意的。

关于脉诊,除上述内容以外,古医籍中还有很多特殊脉象的记载,如真脏脉,怪异脉,妇人脉,小儿脉以及脉象真假、从舍等内容,大家自可查阅。

二、按诊

按诊,是医生用手直接触摸或按压患者某些部位,以了解局部冷热、润燥、软硬、压痛、肿块或其他异常变化,从而推断疾病部位性质和病情轻重等情况的诊断方法。

　　据古医籍记载,按诊的内容较为丰富,如按肌肤、按尺肤、按四肢、按胸腹、按虚里、按疮疡、按腧穴等。今日临床上的按诊,也有必要结合西医学"触诊"的知识综合考虑,使按诊的内容更趋丰富、全面、正确、实用。

　　按诊内容请自学。

第九章
八 纲 辨 证

从现在开始,我们讲中医的辨证方法。中医的辨证方法很多,在这里只能讲一些最为重要的辨证方法。

首先来讲八纲辨证,它是中医辨证方法中最基本的辨别证候的方法。

八纲的内容:

表、里——病变的部位

虚、实——邪正的盛衰

寒、热——疾病的性质

阴、阳——病证的属性

说明:

八纲,实际上是相对应的"四对",即表与里、虚与实、寒与热、阴与阳。每一对说明一个方面,因此,任何疾病都可用,而且也必须用,但并不是说所有的疾病辨证时,"四对"都要应用。例如表里辨证,除了外感热病之外,其余的疾病都不一定要用。因为其余的疾病原本都是里证,就不一定需要再辨病位在表在里了。虚实和寒热这两对是任何疾病都要用的。至于阴阳辨证,由于范围太大,过于笼统,所以它指导临床的意义就并不十分明显了。

第一节 表里辨证

表里辨证最适用于外感疾病。因外感疾病多有一个由表入里、由浅入深的过程,辨明病位在表、入里或半表半里、表里同病,对于确立治法方药至关重要。至于内伤杂病,因其病起于里,多无表证可言,故一般没有表里之辨的必要。

> 表里的概念:表里是指人体部位浅深的划分。
> 表里辨证:是辨别疾病病变部位和发展趋势的一种辨证方法。
> 适应范围:主要适用于外感热病。

说明:

表,浅表,体表,机体的表面,是人体抵御外邪入侵的第一道防线,也即是说机体的皮肤、浅表的肌肉、经脉等部位称作表。但表证不能理解为即是皮肤、肌肉、浅表经脉的病变,而应理解为外感热病的初期阶段,病位较轻浅的意思。

里,深部的肌肉、骨、经脉、内脏等部位。外感热病出现里证,表示病位逐步趋深,影响到了气血津液、脏腑经络等生理功能。

一、表证

> 表证含义:病变部位较为轻浅的一类病证。
> 病因病机:正气与邪气抗争于人体肌腠浅表部位。
> 主要临床表现:发热恶寒、头痛、舌苔薄白、脉浮等。
> 施治原则:解表(汗法),"其在皮者,汗而发之"。

说明:

外感六淫之邪侵犯人体,一般均有一个由表及里、由浅入深的发展过程。因此,表证是由外邪,尤其是风寒风热之邪侵犯人体,还在机体的浅表部位(古医籍中多用"肌表"、"太阳"、"卫气"来表述),还没有传变至机体的深部——里的时候,称为表证。因此表里辨证仅适用于外感热病初起阶段。

病邪侵犯人体肌表,腠理被阻塞,卫气被阻滞而不能顺利地通达于体表,其温煦作用受到影响,故出现恶寒;卫气被壅遏,不能外达,则为发热。故发热恶寒兼见是表证的一大主症。

发热恶寒之中,尤其强调有没有恶寒,这常是辨别是不是表证的一个主要依据,所谓"有一分恶寒,就有一分表证",《伤寒论》也强调太阳病"或已发热,或未发热,必恶寒"。

表证多由风寒、风热外邪所致,风为阳邪,易袭阳位(人体上部、肌表),故表证多见头痛、全身酸痛及鼻塞咽痒等症。

苔薄白,提示病位较浅,故舌苔尚无明显变化。浮脉是表证的主脉,说明邪正相争,势趋于外,故脉象见浮,如浮而紧的多主表寒证(伤于寒邪为主),浮而缓的多主表虚证(伤于风邪为主),浮而数的多主表热证(伤于热邪为主)。

辨别有无表证的意义在于决定治疗时是否需要用汗法,即解表法。所谓"其在皮者,汗而发之"。皮,肌表、浅表的意思。临床应用解表法,根据不同的病因病机,尚有辛温解表与辛凉解表的主要区别。

二、里证

> 里证含义:病变部位较深的一类病证。
> 里证的成因:
> 一是外邪入侵,不从表解,由浅入深;
> 二是外邪直中于里;
> 三是七情、饮食、劳倦等引起,病起于里。

说明:

里证的范围非常广泛,许多慢性病及急性病都是里证。因此,引起里证的原因也很多,这里所指多用于外感热病初起阶段与表证作鉴别。

外邪不经过表证的阶段而直中于里,如寒邪直中少阴,湿邪直中太阴,湿热直中胃肠(如急性肠炎)等,在临床上时有可见。

外感热病中表证与里证的鉴别要点是:表证发热恶寒同时并见;里证发热不恶寒(里热证)或恶寒不发热(里寒证)。

三、半表半里与表里同病

> 半表半里:
> 主要临床表现:寒热往来,胸胁苦满,心烦,喜呕,脉弦等症。
> 施治原则:宜和解法,方如小柴胡汤。
> 表里同病:
> 一是外邪同时侵犯肌表及脏腑。
> 二是表证未罢,里证已见。

说明：

半表半里的辨证，也仅适用于外感热病，是表证与里证之间的中间类型（不可理解为表里各半），太阳经行于项背，为一身之表，故称表证；阳明经主腹，为里证；少阳经行于身之侧，故说半表半里。

发热恶寒同时并见为表证，发热恶寒单独出现为里证，发热恶寒交替出现（寒热往来）为半表半里证。这是不同发热类型的辨证纲领。

半表半里都用和解之法。和解，即和解表里之邪。

表里辨证重点在于表证，掌握了表证，排除了表证，其余都是里证。半表半里证是有别于表证和里证的一种特殊类型，故有人也称其为"非表非里证"。

第二节 虚实辨证

虚实辨证，主要是致病邪气与自身正气相抗争的力量比较，是临床确立以补为主、以攻为主或攻补兼施的治则治法的辨证依据。

> 虚实的概念："邪气盛则实，精气夺则虚"。
> 临床意义：
> 分析邪正双方的力量对比；
> 确定补虚泻实的治疗原则。

说明：

虚和实，是指机体的两种不同的反应状态。

实，是指病邪较多、较强，而机体的反应状态也很强烈，即"应激状态"，故实证都表现为亢奋的现象。

虚，是指机体本身的虚弱，即是机体的气、血、津液、精的不足或是脏腑、经脉等生理功能减退，因此机体的反应状态就较低下。所以，《黄帝内经》指出："邪气盛则实，精气夺则虚"。

一、虚证

> 虚证病因病机:素体不足,病邪伤正,久病不复,劳倦过度,年迈体虚。
> 精气夺则虚。
> 主要分类:气虚、血虚、阴虚、阳虚。

说明:

虚证,是精、气、血、津液的不足及脏腑、经脉等功能减退,机体的反应状态低下的一类病理状态。但是,由于疾病是复杂的,所谓反应状态的低下,并不是千篇一律的,所以还有气虚、血虚、阴虚、阳虚的差别。

以阴阳属性来分,气属于阳,血属于阴,所以气虚与阳虚易于混淆,血虚与阴虚易于混淆。它们之间有些症状是共同的,但各有自身特点。

气虚,主要以气的推动、防御、固摄、气化等功能的减退为主,如见精神疲乏,少言懒语,容易感冒,动则汗出,舌淡脉弱等症。因气与肺、脾关系密切,肺主气,脾为气血生化之源,故以肺、脾功能减退的证候为主。若在气虚的基础上突出表现为温煦功能减退,而见种种寒象者,多被辨为阳虚。简言之,气虚加寒象,即为阳虚。因五脏之阳来源于肾,故阳虚以肾阳不足为根本。

血虚,主要以血的濡养、滋润功能减退为主,如见面色不荣,头晕目眩,心悸健忘,失眠多梦,筋脉挛急等症。因心主一身之血,肝为藏血之脏,故血虚影响五脏,多为心血虚与肝血虚。又因为血生于气,气舍于血,故血虚多与气虚并见。阴虚,是指阴的滋润作用减退,并出现阴不制阳而内生火热的病理状态。故阴虚除出现干燥失润之象外,又多见阴虚内热、阴虚火旺的征象。由于五脏之阴根于肾,故阴虚之中也以肾阴虚为根本。

二、实证

> 实证病因病机:感受外邪,体内病理产物积蓄,邪气盛则实。
>
> 主要表现:由于感受外邪及病理产物各有其自身的致病特点,故实证的表现不一。总体是邪气壅盛而正气未虚。

说明:

虚实辨证以虚为主,虚证清楚了,实证即易掌握。实证的范围极广,其临床表现均与入侵的外邪及内生的病理产物的致病特点有关。如风寒、湿热、火热、积食、痰饮、瘀血等,均有其自身特定的临床表现,兹不赘述。

第三节　寒热辨证

寒热辨证主要是辨析病证的性质是偏寒还是偏热,抑或寒热错杂,是中医临床确定使用温法还是清法,抑或温清并用的辨证依据。

> 寒热的基本概念:
>
> 寒——寒象　寒证——疾病的病机属寒
>
> 热——热象　热证——疾病的病机属热
>
> 寒热辨证是决定使用温热药或寒凉药的主要依据。

说明:

寒热辨证能说明疾病或症状的性质,是非常重要的辨证原则,有一句老话,"不辨寒热,不能为医"。

寒象是疾病表现为寒的现象,寒证是疾病的本质,即病机属寒。热象与热证也是如此。譬如患者的临床表现,有几个症状是寒的现象,也有几个是热的现象,那么就要辨别其病的本质是什么,哪些现象与本质一致,哪些不一致;哪些是真象,哪些是假象,或是两者都反映了疾病的本质,即寒热错杂。因此,辨别寒热是非常重要的,大家一定要认真掌握。

一、寒证

寒证病因病机：

阴胜则寒——阴邪盛(实寒)

阳虚则寒——阳气虚(虚寒)

主要临床表现：

冷——畏寒肢冷、喜温。

白——面色白，痰白，苔白舌淡。

稀——痰稀，大便稀。

润——口不渴，舌苔滑润。

静——形体少动，神志宁静。

治疗原则：散寒，扶阳。

说明：

中医所谓寒象，不仅指怕冷，还包括色白(色浅)、质稀、湿润、喜静诸象，因白、稀、润、静等，就其性质而言，均属于阴(寒)一类。

143

二、热证

热证病因病机：

阳胜则热——阳邪盛(实热)

阴虚则热——阴液虚(虚热)

主要临床表现：

热——畏热喜寒，面红，目赤，舌红。

黄——痰黄，涕黄，尿黄，苔黄。

稠——痰稠，大便黏稠。

干——口干，舌燥，便秘。

动——情志躁动，动风动血。

治疗原则：清热泻火，滋阴降火。

说明：

中医所谓热象，不仅指发热，还包括色黄(色深)、质稠、干燥、好动诸象，因黄、稠、干、动等，就其性质而言，均属于阳(热)一类。

附:表里、虚实、寒热之间的关系

表寒——表证而寒象偏重。

表热——表证而热象偏重。

表虚——表证有汗、恶风、脉浮缓。

表实——表证无汗、恶寒、脉浮紧。

里热——里证而热象偏重。

里寒——里证而寒象偏重。

里虚——里证与虚证的组合。

里实——里证与实证的组合。

虚热——多指阴虚内热。

实热——多指阳热亢盛。

虚寒——多指阳虚内寒。

实寒——多指阴寒偏盛。

说明:

临床应用八纲辨证时,由于疾病复杂多变,表里、虚实、寒热夹杂为病者比单一出现者更为常见,上述所举例子,只要能理解它的基本概念就可以了。

第四节 阴阳辨证

阴阳辨证高度概括证候的层次、属性,辨析病势的轻重、进退。故有医家称其为"辨证之大法"。

八纲辨证的总纲:

阳证——表证、实证、热证。

阴证——里证、虚证、寒证。

目前的临床应用:

阳证——多指实热证。

阴证——多指虚寒证。

说明：

阴证、阳证除了在外感热病、内伤杂病中予以辨析外，中医外科也有阳证、阴证之分，如局部红肿热痛的，多为阳证，局部阴冷、流脓清稀、经久不愈的，多为阴证，如冷脓疡便是。

> 阴虚——属于阴的物质减少，功能减退。
> 阳虚——属于阳的物质减少，功能减退。
> 亡阴——属于阴的物质和功能突然地、大量地亡失。
> 亡阳——属于阳的物质和功能突然地、大量地亡失。

说明：

阴阳辨证除了辨阴证、阳证以外，有关教材也将阴虚、阳虚，亡阴、亡阳归于其中。

阴虚、阳虚的辨证，前面已多次提及。阴虚，一是津液亏虚，失于滋润；二是阴不制阳，火热内盛。阳虚，一是无力激发、推动而出现功能减退；二是无力温煦、气化而出现虚寒现象及阴寒性质的病理产物。

亡阴、亡阳都是正气欲脱的危重征象，由于阴阳有别，故两者在诸多方面有所区别，如同样骤汗，亡阴见热汗、黏稠，亡阳见冷汗、清稀；亡阴四肢尚温，亡阳四肢厥冷；舌象，亡阴多见干红，亡阳多见白润；脉象，亡阴多见躁急细数，亡阳多见微细欲绝。其他如亡阴可见呼吸粗糙，烦躁身热，渴喜冷饮；亡阳可见呼吸微弱，嗜睡腹冷，渴喜热饮。

亡阴、亡阳的病因病机也有共同之处，一是两者都为危重征象，两者都需要紧急救治；二是因阴竭不能内守，阳衰不能固摄，故两者都会出现骤然大汗；三是亡阴、亡阳均以气衰为病理基础，故在救治时均应以补气固脱为基础，救阴的参脉饮与救阳的参附龙牡汤中，均用人参的道理即在于此。

145

第十章
气血辨证

气血辨证与八纲辨证一样，都是各种辨证的基础。

气血是人体维持生命活动的物质基础，气血的生成与正常运行输布，又与脏腑功能密切相关，气血的病理状态多可累及脏腑，脏腑的病理状态也多可累及气血。所以，中医临床多将气血辨证与脏腑辨证结合起来运用。

> 气血的病变与脏腑病变的相互联系；
>
> 气——肺、脾、肾；
>
> 血——心、肝、脾。
>
> 初病在气→气滞↔血瘀←久病入络

说明：

气与血是组成机体的基本物质。气血辨证，就是辨别气与血是否发生病变，因此，它适用于各种疾病，是各种辨证方法的基础。本章主要是讲解气与血的基本病理状态的辨证。

气与血是全身性的物质，但气与血各自与某些脏腑有着密切关系。

肺主一身之气，脾为气血生化之源，肾为气之本，藏有先天精气。人体之气的生成，主要是依靠这三个脏器的生理功能。因此，气的不足，与这三脏的病变密切相关。

心主一身之血，脾统血而为气血生化之源，肝藏血而调节血量。故血的病变，与这三脏的关系十分密切。

从病变的一般发展过程来看，往往是先影响到气的正常运行而产生气滞（即是气的流通发生障碍），故说"先病在气"。由于血是依赖气来推动的，所以在气的流通发生障碍时，必然会影响到血的运行，从而引起血瘀（即血液的流通发生障碍），故说"久病入络（血）"。

第一节 气 的 辨 证

一、气虚

气虚含义：人体之气不足或气的某一功能衰退。

主要原因：禀赋亏虚(先天)
          饮食失调(后天)｝气的生成不足
          年老体弱(生理)

          久病耗损
          劳倦过度｝损耗过多

主要表现：少言懒语，精神疲乏，自汗气短，舌胖嫩，脉软无力。

说明：

气虚，是指气的不足或功能减退。

气虚的原因不外生成不足和消耗太过两个方面。

气虚的主症是疲乏无力(精神不振、懒言怕动、语音低微)，因气是机体的主要能量来源，是推动机体进行各种生理活动的原动力，故以疲乏无力(倦怠)为气虚的必具之症。容易气短(严重时动辄气急)，稍事活动即感觉气短，又是气虚的一个主症。自汗，是因为气的固摄作用减弱，特别是卫气固表的作用减弱。

舌胖嫩，因气虚致运行津液的能力下降，津液在体内轻度停滞的表现。

脉软无力，是气的推动力量下降在脉象上的表现。

气虚累及脏腑而表现各不相同，实质上气虚的全身症状加上某一脏腑生理功能减退的表现，即是某一脏腑的气虚。如加上心悸、胸闷、气短等症，为心气虚；加上纳呆、腹胀、便溏等症，为脾气虚；加上腰酸、耳鸣、多尿等症，为肾气虚。

气虚治以补气，四君子汤为最常用的基础方。方中人参(党参)、甘草补气,白术、茯苓健脾。从该方的立方之意可以看出,补气时多需配合健脾,因为脾胃为气血生化之源。

二、气机失调

> 气机失调含义:气的流通受阻——气滞
> 　　　　　　　气的升降失常——气逆与气陷
> 　　　　　　　气的出入失常——气闭与气脱

说明:

所谓气机,是指气的升降出入运动。

所谓气机失调,是指气的局部阻滞不畅或升降出入运动异常。

(一) 气滞

> 气滞含义:人体某一部分或某一脏腑、经脉的气机阻滞、运行不畅。
> 主要表现:以气滞局部的胀痛为主,或见痞块,但时聚时散。
> 联系脏腑:肝气郁滞,肠胃气滞,肺气壅滞。

说明:

气滞,即是气在人体某一局部或某一脏腑的流通障碍。

气机阻滞不畅,"不通则痛",故气滞部位会出现胀、满、疼痛等症状。

同时,也由于气滞不通,气在局部积聚以后,就能形成痞块,又称气块,但这种痞块有很大的移动性,时有时无,通过排气后可以消失,故称"时聚时散"。气滞的疼痛也是这样,是攻窜状,时痛时止,发过如常。

气滞影响及脏腑,最常见的是肝气郁滞,肠胃气滞,肺气壅滞等。

气滞治以理气、行气,如柴胡疏肝散。方中柴胡、芍药、枳壳、甘草即是四逆散的组方,能疏肝理气,川芎、陈皮、香附可增强理气作用,并略有活血之功。

148

（二）气逆

> 气逆含义：气机升降失常，气升太过，气降不及。
>
> 主要表现：
>
> 肺气上逆——咳嗽、喘逆。
>
> 胃气上逆——嗳气、恶心、呕吐、呃逆。
>
> 肝气上逆——胸胁胀满、痞塞、头晕、头痛，甚则气厥。

说明：

气机的升降，各脏腑均有其自身的特点，如肝气主升，脾主升清，均以升为主。肺主肃降，胃主通降，均以降为主。

肺气、胃气、肝气上逆，临床表现的鉴别并不困难，实际上即是气逆的定位分析。

若论治疗，降气镇逆是治疗气逆的通用之法。根据不同脏腑的气逆，选方也不尽相同，如定喘汤以降肺气（白果），旋覆代赭汤以降胃气（半夏），五磨饮子以降肝气（沉香）。

（三）气陷

> 气陷含义：气机升降失常，气升不及，气降太过。
>
> 主要表现：眩晕，疲乏，脘腹坠胀，内脏下垂，子宫下垂，脱肛，尿意频数，久泄。

说明：

气逆以实证为多见，气陷以虚证为主。气陷多以气虚，尤其是脾气虚为病理基础。气逆多由于肺、肝、胃；气陷多由于脾、肾。

眩晕，由气血不能上荣于头目所致；乏力，由气虚失于鼓动所致。其余症状均与脾虚气陷或肾气不固有关。

气陷的治疗多以益气提升为主。补中益气汤是其代表方。方中升麻、柴胡等有提升清阳的作用。因气陷的病理基础是气虚，故该方中尚有人参、黄芪、白术等健脾补气药。

149

(四) 气闭与气脱

气闭——气机闭郁之极而不能外达,以致突然出现窍闭厥逆的病理状态。

成因:触冒秽浊之邪;突受精神创伤;邪热过于亢盛。

气脱——气不内守而向外脱逸,以致全身突然衰竭的病理状态。

成因:久病重病,正气耗竭;大出血、大吐泻、大汗出,气随津血而脱。

说明:

气闭、气脱属于气的出入异常的病理状态。

气闭,除可见胸闷如堵、突然昏厥、不省人事等心窍闭塞之症以外,还可见到四肢厥冷、面青唇紫等气不达外之象。

气脱,可见面色苍白、汗出不止、目闭口张、全身软瘫、二便失禁、脉微欲绝等症。气脱实际上是各种虚脱病证的主要病机。

第二节 血 的 辨 证

血的病理状态,基本上可分为两大类:

一是血液的不足或其濡养功能减退——血虚。

二是血的运行异常,即血瘀——血运行不流利、不通畅;血热——血运行过快(出血的主要原因)。

一、血虚

血虚含义:血少或血对某一部位的营养、濡润不足。

主要原因:

生血不足
- 脾胃功能失调——营养障碍
- 饮食失调——偏食,营养不足
- 气虚——气不生血
- 出血

耗损过多 { 用脑过度
　　　　　久病

血虚影响至五脏主要是心血虚与肝血虚。

说明：

中医学所谓的血虚，既包括西医学的贫血，又不等于贫血。

就血虚的原因而言，无非是生成不足和消耗太过。生成不足，主要责之于饮食质量和脾胃功能。另外，因气能生血，气虚日久也可以形成血虚。消耗太过，出血、久病及劳神太过等为其主要原因。

五脏中的血虚，一般说典型的是心血虚与肝血虚；心脾血虚实际上是心的血虚与脾的气虚，也即是气血两虚；肺与肾一般不见血虚。

面白无华，唇色淡白，头晕目眩，舌淡，脉细等症，为血虚的常见症状。

心血虚，是在全身血虚的基础上，又突出地表现为血不养心的征象，如见心悸、怔忡、失眠、多梦、健忘等症。

肝血虚，是在全身血虚的基础上，又突出地表现为血不养肝的征象，如视力减退，甚则夜盲，爪甲不荣，筋脉挛急，月经量少，甚至闭经等症。

四物汤是补血的通用方，但实际上本方是补血行血之剂。

二、血瘀

血瘀含义：由于各种原因引起的血行不畅。

主要原因 {
　气虚——推动无力，血行不畅，如冠心病
　气滞——气的运行障碍导致血行不利
　血寒——血得寒而凝，血寒则血行不利
　血热——煎熬津液，津液干涸而致血瘀
　离经之血——瘀血阻滞脏腑组织

说明：

血瘀，是血的运行不流利的病理状态，也就是说，血的运行在全身或局部发生了障碍，而使其运行变慢或不利。血瘀应与瘀血区别开

151

来,瘀血,是血液凝固成血块,即西医学所称的血栓。

就血瘀的形成而言,无论是外感六淫、内伤七情,还是饮食劳倦、水湿痰饮等形成气虚、气滞、血寒、血热、出血等,均可引起血瘀。

血瘀的临床表现:

局部
- 疼痛——不通则痛
- 肿块——瘀血不散成块
- 出血——血不循经

全身
- 面目黧黑
- 肌肤甲错或瘀斑——肌肤甲错,即皮肤枯涸、粗糙
- 舌质紫黯或有瘀斑
- 脉细涩

说明:

血瘀所致的疼痛,一般为刺痛、甚则刀割样疼痛,疼痛部位较为固定。临床上应注意血瘀疼痛与气滞疼痛的鉴别。

血瘀经久不愈可聚集成块,还应包括某些脏器的肿大,如肝大、脾大等。

血瘀可致出血的机制是脉络阻滞,血不循经。

血瘀治以活血化瘀。血府逐瘀汤(疏肝理气＋活血)、桃核承气汤(攻逐瘀血,活血温经)、大黄䗪虫丸(破瘀通络,养血消癥)等均为活血化瘀的代表方。

三、血热

血热含义:热邪深入血分,血分有热。

主要原因
- 病邪化热
- 五志过极
- 脏腑内热

主要表现:热象(发热、烦躁、舌质红绛、脉数等)＋出血倾象。

说明：

病邪化热、五志过极、脏腑内热等，均可影响到血分而出现血热。

血分有热，灼伤脉络，血热妄行多可出现出血倾象。临床上血热引起的出血，需与气不摄血、瘀血内阻所引起的出血作鉴别。

血热与血瘀之间有着病机联系，血热灼伤津液，血液干涸，可致血瘀。

血热治以清热凉血止血，犀角地黄汤、小蓟饮子等为基本方。

第三节　气血同病的辨证

因气血之间存在着依存互用的密切关系，所以，气病可及血，血病可及气。气血同病在临床上十分常见。

一、气滞血瘀

　　气滞←→血瘀

二、气虚血瘀

　　气虚——→血瘀

三、气血俱虚

　　气虚←→血虚

四、气随血脱

　　大出血时，气无所依而随之虚脱。

说明：

气滞是引起血瘀的常见原因，气滞导致的血瘀，多以疼痛为主症。金铃子散为止痛的常用方，其方义重在理气活血。

气能行血，气虚无力行血，可致血瘀。临床上既有气虚表现，又有瘀血见症者，并不鲜见。

气能生血，血能养气，故气虚可影响及血，血虚也可影响及气。治疗气血两虚的代表方应是当归补血汤、八珍汤等。

出血不止或大出血后，见到面色㿠白，神志恍惚，四肢欠温，甚至昏厥,舌质淡胖,脉芤大数或微弱无力,即可辨为气随血脱。气随血脱的治疗重在益气固脱,以独参汤为主,即所谓"精血不能速生,元气当宜急固"。

兹举两例:

1. 再生障碍性贫血

常用补气生血的方法;或可用温肾益气以生血的方法,往往有一定的效果。

2. 不完全流产

1970 年时,我们医疗队在皖南山区、黄山脚下行医,遇到一个不完全流产的患者,因失血过多而呈现半昏迷状态,血压收缩压仅 70mmHg,红细胞(RBC)仅 200 万多一点,血红蛋白(Hb)仅 4g/L,由于当时的条件极差,既无输血的设备条件,交通也不便,叫救护车送到县医院至少要花七八个小时。我们同去的内科大夫都认为应当立即施行刮宫手术,或许患者的体质较好,能挽救她的生命。可是同去的妇产科大夫不同意,说按照患者目前的情况,耐受不了刮宫手术。在这种情况下,我们就用中医补气生血的方法,用红参每日 10g 煎服,另用八珍汤加黄芪,观察了将近一个星期,每天查血常规,看她的 RBC 及 Hb 逐日上升,至第 8 日的时候,她的血红蛋白已上升到 7g/L 红细胞已上升到将近 300 万,这时再请妇产科医生施行刮宫术,不久就恢复了。

第十一章

脏 腑 辨 证

脏腑辨证,是运用藏象学说,对证候进行分析归纳,以辨明病证所属脏腑及其阴阳气血的变化的辨证方法。

根据各脏腑的生理、病理特点,结合八纲辨证、气血辨证等进行综合分析。

藏象学说是进行脏腑辨证的基础理论,通过对患者所有临床表现进行分析辨别,最后作出有关脏腑的阴阳、气血、虚实、寒热等结论。例如:

心悸为主要症状时,究其辨证有虚有实。实者,如痰浊、水饮、火热影响至心脉、心神。虚者,如血虚、气虚、阳虚、阴虚影响至心脉、心神。这就需要我们结合多种辨证方法,最后进行定位辨证。

掌握脏腑辨证的必要条件:

一是要掌握各脏腑的生理、病理及脏腑之间的相合关系;

二是要全面了解和掌握病情;

三是要结合八纲辨证、气血辨证综合分析。

第一节　心病的辨证

一、心气虚与心阳虚

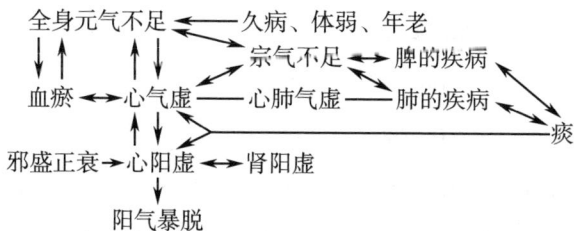

说明：

心气虚时，不一定有心阳虚；心阳虚时，一定有心气虚。因此可以认为心阳虚是心气虚的进一步发展。

心气虚，可由全身气虚引起，是全身气虚的局部之证；也可由肺气虚影响到宗气所致，而成为心肺气虚；也可原发于心气虚而后导致心肺气虚或全身气虚。

主要临床表现：

气虚——面色㿠白、疲乏、气短、自汗、眩晕、舌胖、脉软弱等。

心的证候——心悸、怔忡、精神委靡、胸闷、心痛、脉结代等。

阳虚——面色、唇、舌青紫，冷汗，四肢厥冷，水肿，舌淡，脉迟等。

说明：

气虚、阳虚，是指全身的气虚或阳虚的临床所见。

心的证候，是指心的病变时的临床所见。

心的气虚，即是气虚＋心的证候。

心的阳虚，即是心的证候＋气虚＋阳虚的证候。

若论治疗，其特点是养血安神，因为心藏神和心主血脉，故无论是气虚或阳虚都要用养血安神的治法，如炙甘草汤、养心汤等方药中除补气通阳以外，均有养血安神的药物。若出现心阳暴脱，其急救的代表方应为独参汤、参附龙牡汤等。

二、心血虚与心阴虚

心血虚与心阴虚

病因病机 ——

　　脾胃虚弱——生血乏源

　　失血过多——伤及心血

　　久病失养——耗伤阴血

　　劳神过度——暗耗阴血

　　年迈体虚——阴血自亏

说明：

心阴虚与心血虚在病因病机上虽有联系,但两者不像心气虚与心阳虚那样有先后和轻重的关系。

心阴虚与肝火、肾阴的关系非常密切。肝火旺可引动心火,心肝火旺最易伤及心阴,肾阴虚不能滋助心阴,心阴也虚,肾水亏不能制约心火,心火旺也易伤及心阴。

心血虚与肝血虚、脾气虚的关系非常密切。血虚影响五脏多见心血虚与肝血虚,若两者并见,则为心肝血虚。心血虚与脾气虚同时存在,称为心脾两虚,可见食少、乏力、便溏、心悸、失眠、健忘等症。

主要临床表现：

血虚——面色不华、眩晕、目花、舌质偏淡、脉细等。

心的证候——心悸、怔忡、失眠、多梦、情绪不宁等。

阴虚——五心烦热、升火、盗汗、舌质偏红、脉数等。

说明：

心血虚的临床表现是心的证候＋血虚的证候；

心阴虚是心的证候＋阴虚的证候。

心的证候与心阳虚、心气虚时心的证候同中有异,前者多见精神委靡等症,后者是以烦躁不安等症为主。

归脾汤、天王补心丹分别是治疗心血虚(心脾两虚)和心阴虚的代表方。

三、心火上炎

心火上炎病因病机：

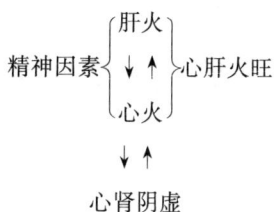

精神因素 { 肝火 / 心火 } ↓↑ 心肝火旺

↓↑

心肾阴虚

主要临床表现：

心火——舌尖红碎、糜烂，心烦，升火，脉数。

肝火——头痛、目赤、升火、急躁易怒、脉弦。

心肾阴虚火旺——心烦、失眠、咽干、口燥、面红升火、舌红、脉数。

说明：

一般来说，心火旺多属于实证，但火旺必然会耗损阴液，而成为阴虚火旺之证。

心的阴虚火旺影响及肾阴时，即为心肾不交。

若论治疗方药，泻心汤的主要作用是泻心火；导赤散是泻心与小肠火；天王补心丹是针对阴虚火旺；交泰丸是泻火而交通心肾。

四、心脉痹阻

心脉痹阻的病因病机——瘀血、痰浊、阴寒、气滞等因素阻滞心脉。

主要临床表现——心悸怔忡，心胸闷痛时作时止，脉涩或结代。

说明：

"不通则痛"，心脉痹阻不通，心胸憋闷作痛是其基本的临床表现，但由于形成心脉痹阻的病因病机不同，临床表现也多有区别。

如见心胸憋闷作痛，或痛如针刺、痛引肩背内臂，舌质紫黯或有瘀斑，脉细涩的，多为瘀血阻滞心脉。

如见心胸闷痛，体胖痰多，身重困倦，舌苔白腻，脉沉滑的，多为痰浊阻滞心脉。

如见遇寒痛甚，得温则减，形寒肢冷，舌淡苔白，脉沉迟，多为阴寒阻滞脉络。

如见心胸胀痛，常喜叹息，遇情志因素而加重，脉弦，多为心脉气机郁滞。

第二节　肺病的辨证

一、肺气失宣与失肃

（一）肺失宣发

> 肺失宣发：
>
> 病因病机 { 风寒、风热、风燥等袭表 / 痰热、痰湿、寒痰等阻肺 } 肺气失于宣布发散
>
> 主要临床表现——咽喉作痒、鼻塞流涕、声音嘶哑、胸闷咳嗽等。

说明：

幻灯所列主要临床表现，为肺失宣发的共有症状。由于病因病机的不同，临床表现也各有特点，如：

风寒束表，多见恶寒微发热，鼻塞流清涕，咽痒咳嗽，痰稀色白，或见身痛无汗，舌苔薄白，脉浮紧。

风热袭表，多见发热，微恶风寒，鼻塞流浊涕，咽喉肿痛，胸闷咳嗽，痰稠色黄，舌苔微黄，脉浮数。

风燥犯表，多见发热，微恶风寒，鼻咽干燥，干咳少痰，或痰黏难咯，或痰中带血，舌苔薄而干，脉浮数或浮紧。

风寒、风热、风燥等，其入侵人体多首先出现表证，故合称"表邪"。肺主皮毛（卫表），故表邪侵袭卫表，多可见到肺失宣发的病理表现。

痰为病理产物，阻滞肺气，最易导致肺气失宣，故胸闷咳嗽为其共有主症。也由于痰的寒热性质不同，具体的临床表现需要认真辨析。

大致而言，热痰为邪热与痰浊互结，寒痰为寒邪与痰浊互结，痰湿的寒象、热象均不太明显，而多兼有脾虚之象，即所谓"脾为生痰之源，肺为贮痰之器"。临床也有痰湿阻肺，经久不愈，阳盛之体，痰从热化，形成痰热；阴盛之体，痰从寒化，形成寒痰。

痰热蕴肺，多见发热口渴，咳嗽痰黄，气喘息促，咽喉肿痛，甚者胸

159

痛剧烈,鼻翼扇动,或咳吐脓血,咯痰腥臭,多兼小便黄臭、大便秘结,舌红苔黄或黄腻,脉多滑数。

痰湿阻肺,多见平素痰多,痰稀色白,尚易咯出,胸闷气短,多伴纳呆、腹胀、便溏等症,舌淡苔白或白腻,脉多无力。

寒痰阻肺,多见咳嗽痰多,痰白清稀,形寒肢冷,胸闷气促,或见喘哮痰鸣,舌苔多白滑,脉多濡缓。

就治疗方药而言,三拗汤、桑杏汤是治疗肺失宣发的代表方,前者方药略偏温燥,后者方药略偏清润。另如兼有表证者,以解表为先;偏于痰热者,重在清热化痰;偏于寒痰者,重在温化寒痰;偏于痰湿者,重在健脾化痰。邪去痰尽则肺气自能宣发。

(二) 肺失肃降

肺失肃降:

病因病机 { 因虚而致——宗气虚、元气虚——肃降无力,摄纳无权
因实而致——外邪侵犯、痰湿水饮停滞——肺气肃降受阻

主要临床表现——以气急气喘为主症,多伴胸闷痰鸣等症。

说明:

肺气不宣与肺失肃降,在病因病机上有所区别。前者多有风寒、风热、痰热等病邪,侵袭肺气;后者除外邪、痰湿等以外,又可因宗气不足、肺肾气虚等原因而致肺气无力肃降所致。临床上要注意辨别,但两者又是有联系的,能相互影响,应区别主次。

肺失肃降,肺气上逆,主要表现为气逆、气喘。又由于肺的清肃功能障碍,故这类患者又多伴有胸闷痰鸣之症。虽然肺失宣发也可以出现气急气喘,但肺失肃降所致的气喘与肺失宣发所致的气喘,在临床表现与治法方药等方面均有所区别,不能混淆。

肺失宣发与肺失肃降的区别,还表现在病程的长短和病证的虚实等方面。肺失宣发的病程多较短,肺失肃降的病程多较长。肺失宣发多偏于实证,肺失肃降多偏于虚证。

就治疗而言,泻白散、苏子降气汤等为泻肺降气的代表方。若肺失肃降,肺气上逆,由元气亏虚、肾不纳气所致者,又须侧重于补肾纳

气,人参、紫河车、肉桂等均可选用。

二、肺气虚与肺阴虚

(一)肺气虚

肺气虚:

病因病机
$\begin{cases} 久病咳喘——耗伤肺气 \\ 脾气虚——土不生金 \\ 宗气虚——影响肺气 \\ 肾气虚——母子相及 \end{cases}$

主要临床表现——面色不华,疲乏无力,气短音低,咳嗽无力,自汗,容易感冒,舌淡,脉弱。

说明:

肺的辨证,一般不提及血虚、阳虚。肺的气虚实际上也可以理解为包括了阳虚;血虚就不能说是被阴虚所包括。这是什么道理,很难说得清楚,可能是沿用的习惯吧!

肺主一身之气,肺气虚时,又多兼有他脏气虚。临床最为多见的是,肺气虚兼心气虚,即心肺气虚;肺气虚兼肾气虚,即肺肾气虚。上述两种证型,又多兼有阳虚。肺气虚,又可兼有脾气虚,即肺脾气虚,临床多见其以气虚为主,一般不兼有阳虚。肺的气阴两虚也是很常见的。

面色不华,疲乏无力,舌淡脉弱,为一般的气虚表现。气短声低,咳嗽无力,是由于肺气不足,宗气虚弱,失于鼓动所致。自汗,容易感冒,是由于肺卫气虚,固摄、防御功能减退所致。

若论治疗方药,补肺汤侧重于补气加宣肃肺气。玉屏风散侧重于补肺加固表。若肺气虚兼有心气虚、肾气虚、脾气虚,或肺气阴两虚的,治法方药又各有区别。如出坝肺肾气虚(肺气虚和肾阳虚),可选用金匮肾气丸,该方侧重于补肾纳气加温肾回阳。

（二）肺阴虚

肺阴虚：

病因病机 {
久咳不愈——肺阴耗伤
肺热肺痨——耗伤肺阴
肾阴虚——母子相及
}

主要临床表现——消瘦、升火、盗汗、干咳、气逆、咽干、口燥、痰血、舌红、脉数等。

说明：

肺为娇脏，性喜柔润，职司清肃。肺阴不足，虚火内生，故可见上述诸症。肺气虚多见自汗，是由于气虚失于固摄。肺阴虚多见盗汗，是由于阴虚失于内守，加上阴虚火旺，热扰营阴所致。

肺阴虚严重时，多可影响肾阴而成为肺肾阴虚。

就临床所见，肺阴虚时，因阴虚无力制约阳热，故又多表现出火旺之象。这种火旺之象，有的表现为心火旺，如见心烦、失眠、多梦；有的表现为肝火旺，如见目赤、头痛、易怒；有的表现为相火旺，如见腰酸、梦遗、梦交。

就治法方药而论，清燥救肺汤、百合固金汤为治疗肺阴虚的代表方。前者侧重于养阴润肺加辛散、清热，后者侧重于滋补肺肾加宣肃肺气。

第三节 脾胃肠病的辨证

一、脾气虚弱

（一）脾失健运

脾失健运：

病因病机 {
饮食失节
劳倦内伤
情志失调
禀赋不足
年迈体虚
} 脾气虚弱，运化功能减弱

> 主要临床表现：
> 脾失健运——纳呆、腹胀、便溏等。
> 经久不愈，可致气血不足。

说明：

饮食、劳倦、情志乃至于先天禀赋、年迈体虚等原因，均可伤及脾气，影响运化功能。

纳呆、腹胀、便溏等，是脾气虚弱、脾失健运的主症。因脾为气血生化之源，所以，脾虚失运，久而不愈，可致气血不足。

此外，脾气虚弱，失于健运，生血无源，心血失养，临床又称为心脾两虚。

若论治疗，四君子汤、六君子汤、参苓白术散等均为临床常用处方。

（二）脾气下陷

> 病因病机：
> 脾气下陷的病因与脾失健运大致相同。
> 脾气下陷的病机，是强调在脾气虚弱的基础上，主要表现为升清、升举无力。
>
> 主要临床表现：
>
> 脾气虚弱 $\begin{cases} 升清无力——头晕，坠胀，久泄 \\ 升举无力——内脏下垂 \end{cases}$

说明：

脾气下陷，临床又称中气下陷，因其与脾失健运都是以脾气虚弱为病理基础的，所以其致病原因大致相同。在病机方面，脾失健运是强调脾虚运化功能减退，脾气下陷是强调脾虚升清功能障碍。

头晕目眩、脘腹坠胀、久泄不止等症，提示脾气虚弱，升清无力；胃下垂、肾下垂、子宫脱垂、脱肛等内脏下垂，提示脾气的升举、托举之力减弱（脾虚气陷）。

若论治疗，补中益气汤为健脾补气升清的基础方。

（三）脾不统血

病因病机：

脾不统血的病因，与脾失健运、脾气下陷大体相同。

脾不统血的病机，是强调脾气虚弱、统血无权而出现出血倾向。

主要临床表现：

崩漏、便血伴有脾气虚弱的表现。

说明：

运化、升清、统血等功能都是以脾气为生理基础的。脾气虚弱影响运化功能，临床称为脾失健运；脾气虚弱影响升清功能，临床称为脾气下陷；脾气虚弱影响统血功能，临床称为脾不统血。可见，上述三种病机是有内在联系的。

脾主升清，所以崩漏、便血等向下的虚损性的出血倾向，临床多辨为脾不统血。此外，因脾主肌肉，故肌衄也多视为脾不统血所致。脾不统血也可以见到脾虚失于健运的临床表现。就临床实际情况看，脾不统血，可以由脾气虚弱引起，也可以由脾阳衰弱引起。

若论治疗，脾不统血可选用黄土汤、归脾汤，即在健脾补气的基础上，配以温中、固摄、养血之药。

二、脾胃虚寒

病因病机：

脾胃虚寒的病因与脾气虚弱类同；

脾胃虚寒的病机，强调其为脾气虚弱的进一步发展，出现了中焦局部的虚寒之象；

若在脾气虚弱的基础上，出现了全身性的虚寒现象，则多为脾肾阳虚。

主要临床表现：

脘腹疼痛，得食、得温、得按则减，呕吐清冷之水，面色㿠白，肢末欠温，舌淡胖，脉濡弱；

慢性消化系统功能紊乱、十二指肠球部溃疡等疾病过程中，多可出现脾胃虚寒的病理表现。

说明：

中阳不振，脾胃虚寒，究其病机，多为脾气虚弱的进一步发展。气虚发展至阳虚多有一个过程，其标志是出现较为明显的寒象，即所谓"阳虚则寒"。

中焦阳虚是脾胃虚寒的病理基础。临床上肾阳虚损，命门火衰也可以见到脾胃虚寒的种种表现。从病机的演化而言，脾胃虚寒也可视作脾胃气虚的进一步发展。

若论治疗，小建中汤是健中健胃的代表方。（小建中汤不仅具有止痛作用，而且还具有调整脾胃功能、增强饮食物的消化吸收功能等作用，故张仲景《金匮要略》中将其作为治疗虚劳的一个重要方剂。之所以称为"建中"，即是恢复和健全中焦脾胃运化功能的意思。）

三、胃热(火)与胃阴不足

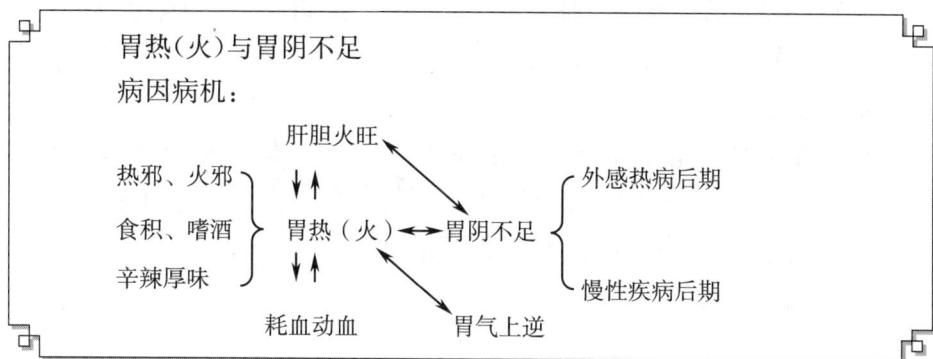

```
胃热(火)与胃阴不足
病因病机：
                    肝胆火旺
                       ↕                    ⎧ 外感热病后期
热邪、火邪 ⎫            ↑↓                   ⎪
食积、嗜酒 ⎬    胃热 (火)  ←→  胃阴不足  ⎨
辛辣厚味 ⎭            ↑↓                   ⎪
                       ↕                    ⎩ 慢性疾病后期
                    耗血动血      胃气上逆
```

说明：

胃热(火)一般以实为主。即使到了胃阴不足阶段，如有胃火证候者，也多属于虚中夹实。故胃热(火)一般不认作是虚热或虚火。胃阴不足而见胃火者，治疗时在补阴增液的同时，还需配合泻火的方药。

胃火与肝胆之火的关系很密切，常常是互为因果；其次，胃热可以熏心，而致心藏神的功能障碍，出现神志证候。

胃阴不足，常见于外感热病的后期及慢性疾病的后期，且又常与肺、肾关系密切，故养胃阴多与补肺阴、补肾阴相配合。

主要临床表现：

口苦、口臭、口干、便秘、舌质红、舌苔黄糙、脉滑数——胃热

消谷善饥而瘦——胃纳功能亢进

齿龈肿痛、牙宣、嘈杂——胃火

胃痛、烧心、反酸或呕吐酸水——肝火犯胃

消瘦、纳呆、口干、干呕、舌光红无苔——胃阴虚

说明：

胃热、胃火可出现多方面的病理表现。

比较弥散的火热症状多归于胃热，如见口苦、口干、便秘等。比较集中的火热症状多归于胃火，如牙龈肿痛（手足阳明经有分支循于上下齿龈中）、胃中嘈杂等。

消谷善饥，多用胃阳亢盛，阳盛化火，受纳腐熟功能亢进来解释。

胃脘疼痛，嘈杂反酸，临床多辨为肝火犯胃。肝主疏泄、调畅气机，胃脘胀痛多与气机不畅有关，且酸、肝均归于木行。故胃痛、反酸多由肝火犯胃所致。

清胃散是临床治疗胃热胃火的通用方，其以清胃热、泻胃火为主，略有养阴之功。玉女煎以滋补胃阴为主，兼清胃热。左金丸是泻肝和胃的代表方。而麦门冬汤是补养胃阴的通用方。

四、胃气上逆

胃气上逆病因病机：

因实致逆——暴饮暴食、食积不化、情志失调、肝气犯胃、胃寒、胃热、胃火、痰湿阻胃、秽浊之气。

主症：嗳气、恶心、呕吐、呃逆。

胃寒——舌淡、苔白，呕吐物清稀，或朝食暮吐（如幽门梗阻）。

胃热——舌红、苔黄，呕吐黄苦水，食入即吐。

痰湿——舌苔腻，呕吐痰涎，眩晕。

秽浊——中恶，突发呕吐，腹胀痛。

食积——伤食史，口臭，脘腹疼痛。

气滞——嗳气为主，与情志有关。

说明：

胃气上逆的原因很多，凡是能引起胃通降功能障碍的各种因素，均可作为病因，上述仅例举了其主要的病因。

在临床辨证时，还需注意区分虚与实，虚者宜补、宜镇逆；实者宜泻、宜祛邪，两者要注意区别。常用的止呕药物有：半夏——痰；黄连——热；生姜——寒；竹茹——热；旋覆花——气等。

若论治疗用方，胃寒多用丁香柿蒂汤，胃热多用左金丸，痰湿多用小半夏加茯苓汤，秽浊多用玉枢丹，食积多用保和丸，气滞多用旋覆代赭汤。

讲义中的"肠虚滑脱"、"肠液亏耗"、"大肠湿热"，内容比较简单，请自学。

第四节 肝与胆病的辨证

一、肝气郁结

```
肝气郁结病因病机：

                郁结于本脏——横逆犯脾、犯胃

                郁结于本经——前阴、少腹、两乳、咽喉
情志失调，肝气郁结
                冲任失调——影响月经、孕育

                气滞血瘀、气郁化火——病机发展趋势
```

说明：

肝与胆的辨证，主要是肝，胆从属于肝。

肝气郁结，是肝的疏泄功能障碍的一种病理状态，肝的疏泄功能主要体现在调畅气机、调畅情志、调畅胆汁的分泌与排泄三个方面。肝气郁结，是肝的疏泄功能减弱的病理状况。如果肝的疏泄功能过于亢进，称作肝升泻太过，这即是肝阳、肝火之类，而不是肝气郁结了。

肝的疏泄功能是调节全身气机的一个重要因素。因此肝气郁结，势必影响其他内脏而引起病理反应。如果还未涉及其他内脏,称为肝气郁结于肝、胆本经、本脏;影响到脾胃时,称为"横逆"。

冲任失调与气滞血瘀均是由气及血。肝的疏泄功能还有促进排卵、行血等作用,由于气机失调,影响到血的运行时,可引起冲任失调,而见闭经、痛经、经行乳房胀痛等,或是其他地方的血瘀。

气郁化火——肝火,是肝气郁结的进一步发展。

主要临床表现:

主症——情志抑郁、胸胁胀痛、脉弦。

若痰气互结——梅核气、瘿瘤。

若横逆犯脾——腹痛、肠鸣、泄泻。

若横逆犯胃——恶心、呕吐、反酸。

若冲任失调——痛经、月经不调。

说明:

主症一项,是说明肝气郁结的本证,即是肝气郁结在肝胆本脏的临床所见。治疗多选用四逆散、柴胡疏肝散,后者是在四逆散的基础上加入川芎、陈皮、香附,理气的力量加强了,且有活血止痛作用。

痰气互结,是指由于气机失调影响到津液的运行,而致气滞与痰浊结。痰气互结是局部感到有物堵塞,或是能触及肿块。由于是肝气郁结,故其互结,多在肝经循行的部位。梅核气,是患者自觉咽喉有异物阻塞,吞之不下,吐之不出,是痰气互结,以气为主,可用四七汤等理气之法来治疗;另一种是甲状腺肿大,或是颈部淋巴结肿大,前者称瘿瘤,后者称痰核,是痰气互结,以痰为主,故可用夏枯草膏等消痰之法来治疗;痰气互结在乳房,可见经期前后或中间乳房胀痛、结块、小叶增生等。可用夏枯草膏、逍遥散等治疗。

横逆犯脾,可见腹痛、肠鸣、泄泻,多与情志有关;横逆犯胃,多见恶心、呕吐、反酸等症。

冲任隶属于肝,肝气郁结,颇易影响冲任。冲任失调,可见月经不调、闭经、痛经等症,其治疗也应予疏肝理气为主。

二、肝火上炎

肝火上炎病因病机：

$$
\left.\begin{array}{l}
气郁化火 \\
五志过极 \\
湿热蕴结
\end{array}\right\}
肝火上炎
\left\{\begin{array}{l}
火气上逆、肝风内动 \\
耗血动血 \\
肝不藏血
\end{array}\right.
出血、血虚
$$

耗伤肝阴

主要临床表现：

主症：面红，目赤，头痛，口干，暴鸣暴聋，呕吐苦水、酸水，急躁易怒，脉弦数，舌红苔黄。

说明：

病因中气郁化火是由肝气郁结的进一步发展；五志过极是情志的过度或突然的创伤，可以直接引起肝火或心肝火旺；湿热蕴结是由于外邪因素而致的肝火。

肝火形成以后，可有三种发展趋势，一是肝风，一是阴虚，一是耗血动血，可但见一种，亦可三者并见。

暴鸣暴聋，临床都辨为肝火上炎或肝胆火旺，而慢性耳鸣耳聋，多辨为肾虚精亏。

三、肝阳上亢

肝阳上亢病因病机：

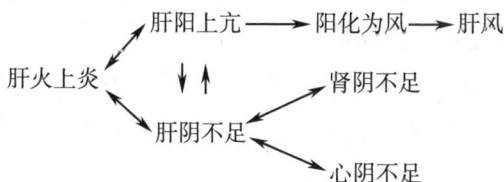

肝火上炎 → 肝阳上亢 —— 阳化为风 —— 肝风

肝阳上亢 ↓↑ 肝阴不足 —— 肾阴不足

肝阴不足 —— 心阴不足

主要临床表现：

主症：阳亢——头面部的热象，易激动等。

阴虚——肝肾阴虚或心肾阴虚的证候。

说明：

肝阳上亢的主要病机是肝的阴阳失调，所以其主要原因是由于肝的阴虚，阴不制阳，而为肝阳上亢。

肝火是由于肝的火旺，虽然肝火亦能伤阴，但其根本原因在于火旺，这就是肝火与肝阳的区别。

肝阳上亢的病机又称为"上盛下虚"。"上盛"，指的是肝之阳气亢逆于上；"下虚"，指的是肝肾之阴亏耗于下。

肝阳化风而成肝风、肾阴不足与心阴不足等，均是肝阴虚阳亢的发展。

阳亢的症状多见面红、目赤、头痛等头面部的热象及情绪易怒等症。

阴虚的症状多见口干便秘、两目干涩、心烦失眠、腰酸耳鸣等症。

临床治疗多以滋阴、平肝、潜阳为主，杞菊地黄丸、天麻钩藤饮、大定风珠等方均可区别选用。

四、肝风内动

肝风内动病因病机：
肝阴不足（肝肾阴虚）——→阳升无制——→肝风内动
主要临床表现：
"诸风掉眩，皆属于肝"。

说明：

肝风，是肝的各种病变发展到严重阶段的病理现象，无论是肝气、肝火、肝阳或肝的阴血不足，发展到后期，均有可能形成肝风。

诸风掉眩——诸风，即是多种抽风，包括肝阳化风、热极生风、血虚生风、阴虚动风等。掉，即是动，这里是指不正常的震颤、抽搐等；眩，是目花。这些证候都属于肝。

肝风的主要症状是：头痛抽掣，手足麻木，唇、舌、指震颤，肌肉跳动，四肢抽搐，甚则突然跌仆，口角歪斜，舌强语謇。

肝风内动，临床多治以平肝息风，育阴潜阳。大定风珠、羚角钩藤汤等为常用方剂。

五、肝血不足

肝血虚病因病机：

久病、出血——肝血虚 ⎰ 血不养肝、荣目、养筋
⎱ 冲任失调
⎰ 血虚生风

主要临床表现：

主症：眩晕、失眠、多梦、目花、筋脉不利、爪甲不荣、经少、舌红少苔。

说明：

血虚以心肝血虚为最典型，因为肝藏血的缘故。肝血虚则多见血不养肝、冲任失养、血虚生风等变化。

从上述症状来看，临床上的心肝血虚之证，往往与西医学所说的贫血有所区别。

肝血虚，与肝有关的脏腑组织器官（目、筋、爪、冲任、胞宫）失于血的濡养而出现种种虚损性的表现。

肝血虚涉及肾精时，则为肝肾精血不足，是久病、劳损的典型表现。

肝血虚的治疗当以养血补肝为主，如可选用补肝汤、四物汤等方。若发展至肝肾精血两亏，则又当肝肾同治，精血并补。

六、肝胆湿热

肝胆湿热病因病机：

感受湿热外邪
偏嗜肥甘厚腻 ⎰肝胆湿热 ⎰ 疏泄功能失职
脾虚生湿化热 ⎱ 湿热下注肝经

主要临床表现：

肝胆湿热——胁痛，口苦，腹胀，呕恶，尿赤，或身目发黄。

肝经湿热——前阴肿胀热痛，或前阴湿疹瘙痒，或妇女带下黄臭。

说明：

肝胆湿热，是指湿热蕴积于肝胆，疏泄功能失职或湿热下注肝经所表现的证候。

湿热蕴积肝胆与湿热下注肝经的临床表现有较大区别，治疗也不尽相同，如前者多用茵陈蒿汤、丹栀逍遥散等，后者多用龙胆泻肝丸加减。

讲义上另有"寒凝肝脉"、"胆郁痰扰"等证，请自学。

第五节　肾与膀胱病的辨证

一、肾精不足

肾精不足病因病机：

先天不足
久病耗损　　　　　　　　　生殖功能下降
年老精衰　肾精不足（肾亏）　发育不良或早衰
房事损伤　　　　　　　　　髓海空虚
脾胃久虚

主要临床表现：

生殖功能低下——阳痿，滑精，精少，宫冷。

发育不良——如小儿出现"五迟"现象。

未老先衰——过早发脱发白、牙齿松动等。

髓海空虚——眩晕、迟钝、耳鸣、耳聋、步履不便、骨质疏松等。

说明：

肾精不足，通常称为肾亏，其原因可以是多方面的，大致可分为先天和后天两大类。久病、年老、房事过度是后天的主要原因。其他如脾胃久虚，肾中精气缺乏后天水谷精微的培育和补充，久而久之，也会形成此证。

肾中精气的生理效应，是主生长、发育、生殖。

肾精不足可致生殖功能下降,包括男子阳痿、滑精、精少,妇女宫冷、不孕。

肾精不足又可致发育不良,包括儿童的发育不良,如出现"五迟"现象(立迟、行迟、发迟、齿迟、语迟),成人出现早衰即未老先衰,如头发早脱早白,牙齿过早松动脱落等。

肾精肾水通脑,肾精不足则髓海空虚,包括智力减退、反应迟钝、耳鸣耳聋、头晕目眩、步履不便、骨质疏松等。

肾精不足的辨证要点应是肾亏而虚热、虚寒之象不甚明显。

"精不足者,补之以味",即是需用滋腻厚味或血肉有情之品来治疗,如熟地黄以及动物类药物,如龟甲、鳖甲、阿胶、鹿茸等。左归丸是临床常用之方,其以补为主,只补不泻。六味地黄丸三补三泻,补中有泻,也为常用之方。

二、肾阴虚

肾阴虚,虚火旺——肾精不足(肾亏)而热象(虚热)明显者。

肝肾阴虚——阴虚火旺,精血不足。

心肾阴虚——阴虚火旺,心肾不交。

肺肾阴虚——阴虚火旺,肺虚潮热。

说明:

热象,是指面红、升火、五心烦热、梦遗、盗汗、咽干、口燥、烦躁不安、脉数、舌红。

肝肾、心肾、肺肾阴虚,是指除了肾阴虚、虚火旺之外,还有肝、心、肺的证候。由于肾阴为诸阴之本,故常常会影响及心、肝、肺。反之亦然,心、肝、肺阴虚,也同样会影响及肾。

肝肾阴虚另可见两目干涩、面红目赤、情绪易怒等症。

心肾阴虚另可见虚烦不寐等症。

肺肾阴虚另可见干咳少痰、或痰中带血等症。

"壮水之主,以制阳光"是肾阴虚、虚火旺的治疗大法,补阴以降火,知柏地黄丸为对的之方。

三、肾阳虚

> 肾阳虚,虚寒盛——肾精不足(肾亏)而寒象(虚寒)明显者。
> 脾肾阳虚——命门火衰,中焦虚寒。
> 心肾阳虚——阳虚则寒,水气内泛。

说明:

肾阳虚辨证要点应是在肾虚的基础上有明显寒象,如见面㿠神萎、畏寒肢冷、小便清长、大便溏泄、男子阳痿早泄、女子宫冷不孕等症。

肾阳为诸阳之本,肾阳虚可累及脾、心而出现脾肾阳虚、心肾阳虚,即在肾阳虚的基础上又见到脾、心的症状。反之亦然,脾阳虚、心阳虚也可影响至肾阳。

脾肾阳虚,是指在肾阳虚的同时,又见到五更泄泻、完谷不化等症。

心肾阳虚,是指在肾阳虚的同时,又见到心悸怔忡、严重水肿等症。

若论治疗方药,附桂八味丸是治疗肾阳虚的基础方。若突出地表现为生殖功能或性功能的低下,多选用右归丸、全鹿丸加减。脾肾阳虚则多选用四神丸、附子理中汤。心肾阳虚又多以真武汤为基础方。

四、肾气不固

> 肾气不固——肾精不足而以固摄功能减退为主者。
> 固摄精液功能减退——遗精、滑精、白带清稀。
> 固摄尿液功能减退——尿清长、遗尿、尿有余沥。

说明:

肾气不固的病理基础是肾的精气亏虚,固摄功能减退。就临床情况看,肾气不固多稍偏于寒,即偏于肾阳虚的居多。

肾气不固而致精液固摄无权者,多指滑精早泄,而非梦遗。后者多由阴虚火旺或心肝火旺所致。

尿有余沥,是指排尿时觉得无力排出,而有淋沥不尽的现象,多见于前列腺肥大、膀胱括约肌松弛的患者。

肾气不固而主要影响精液固摄的,多选用金锁固精丸;肾气不固而主要影响尿液固摄的,多选用缩泉丸、金匮肾气丸。若两者兼而有之,则选用桑螵蛸散最为恰当。

五、膀胱湿热

> 膀胱湿热——指湿热蕴积膀胱,气化不利所表现的证候。
> 膀胱湿热以尿频、尿急、尿痛、尿赤为主症。
> 也可见尿血,或尿有砂、石。

说明:

湿热蕴积膀胱,气化不利,热迫尿道,故见尿频、尿急、尿痛、尿赤、尿血等症,另多伴有小腹胀闷、发热腰痛等症。膀胱湿热,久郁不解,最易煎熬成砂、成石。有时,砂石随排尿而出,患者会出现剧烈绞痛,同时会有血尿(镜下血尿或肉眼血尿)。附带说一下,临床若见无痛性血尿,应引起高度注意,因其多为膀胱癌所致,而非一般的尿路感染或尿道结石所致。

若论治疗,当以清利膀胱湿热为主,八正散为其基础方。

在脏腑辨证的内容讲解即将完毕时,需要请各位注意的是,中医临床上脏腑兼证颇为多见,亦即两个或两个以上的脏腑证候同时并见或先后出现的复杂情况十分常见,所以,在以上脏腑辨证的分析中,多处提到脏腑兼证的内容,如心脾两虚、心肝血虚、心肝火旺、心肾不交、肝肾阴虚、肝气犯脾、肝气犯胃、肺肾阴虚、脾胃虚弱、脾肾阳虚等。当然,脏腑兼证辨证时应注意辨析脏腑之间发病的先后、主次、因果、生克等关系,才能明确其病机传变,从而采取正确的治疗措施。

所谓外感热病,是指由外邪侵犯人体而引起的以发热为主症的有一定病程的一类疾病。

包括由细菌、病毒等引起的多种感染性疾病、急性传染病。

外感热病还包括由暑热之邪等纯物理因素所致的疾病。

外感热病之"外感",是强调其是由外邪引起的疾病。

外感热病之"热病",是强调其是以发热为主要症状的一类疾病。

因为是以发热为主症的一类疾病,所以它多有一定的疾病发展过程。这个过程,总的来讲是由表及里的过程。

外感热病,不是一个单一的疾病之名,而是一类疾病的总称。

外感热病的两个基本特征:

一是发热,整个病程始终以发热为主症。

从发热的状况,可以分析邪正双方的力量对比:

恶寒发热——邪正交争于表。

壮热不恶寒——里热,邪盛正未衰。

发热起伏——邪正互有胜复。

神萎不发热,或大汗而热骤降——邪盛正衰。

说明:

外感热病必须具备的两个特点:发热与特定的病程。

恶寒与发热,是机体对外来病邪的一种反应,在一定意义上来说,也是机体抗御病邪(正邪相争)的一种表现。因此从恶寒与发热的状况,可以分析机体的正气与病邪相抗争的情况。

恶寒与发热同时存在,表示病位尚在表。这是因为存在恶寒,就表示外邪侵袭机表,卫气被郁,失于温养所致。所以,恶寒是病邪在表的特征。

壮热不恶寒,其壮热是指发热而肌肤灼热烫手,是里热的特征。

发热起伏,是指发热时高时低,有时也可以出现一些恶寒的症状,而后热势升高,这时叫做寒热起伏。发生这种状况的原因是正气已有些衰退而不太强盛,病邪的力量也并不十分强大。正气强盛时,邪气稍退而热轻,称作"伏";反过来正气力量不足,邪气力量较强,热势又起,故称正邪互有胜复。

神萎不发热,或本有高热,突然大汗,体温骤降而不升,这是说明正气虚弱,不能抵抗病邪,是正衰邪盛的表现。

二是有特定的病程阶段:

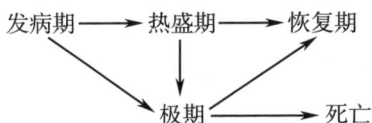

发病期 ——→ 热盛期 ——→ 恢复期
          ↓
        极期 ——→ 死亡

外感热病辨证,实际上即是辨别疾病各个阶段的各种证候和治疗,力图终止其病情的发展。

说明:

外感热病是由于外邪侵犯人体而引起的疾病,因此,就有一个由表及里的过程,这正是与内伤疾病的不同之处。

外感热病由于存在着外邪,所以均有一个特定的病程,即如图中提示的那样,由发病期到热盛期,或是痊愈,或是死亡。

对于外感热病的辨证,在中国医学史上,存在着伤寒学派与温病学派之争,至今仍有影响,仍有延续。

伤寒学派是以汉末张仲景的《伤寒论》为依据,以六经来辨别外感热病的过程;温病学派是以叶香岩(天士)的《温热论》为依据,以卫气营血来辨别外感热病的过程。两者各有所长,亦各有不足之处,因而发生争论,但在实践中是可以统一起来的。

第一节 六经辨证

六经辨证,是张仲景《伤寒论》在《素问·热论》六经分证的基础上,进一步发展而创立的,其开创了中医临床辨证的先河,为后世各种辨证方法的形成奠定了基础。

六经病证是以经络、脏腑病变为病理基础的,所以,在分析、应用六经辨证时,又需与经络辨证、脏腑辨证相结合。

六经辨证的基本概念:

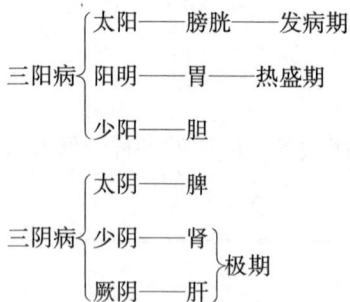

```
        ┌ 太阳——膀胱——发病期
三阳病  ┤ 阳明——胃——热盛期
        └ 少阳——胆

        ┌ 太阴——脾
三阴病  ┤ 少阴——肾  ┐
        └ 厥阴——肝  ┘ 极期
```

说明:

太阳病、阳明病、少阳病,统称为三阳病,也称三阳证。

六经辨证之"六经",多指足经。足太阳膀胱经主一身之表,是为六经之藩篱,故太阳病为外感热病的初期阶段,即发病期。足阳明胃经主里主热,故阳明病多为外感热病的热盛期。足少阳胆经主半表半里,故少阳病是不同于太阳主表、阳明主里的另外一种病证类型,呈现枢机不利、邪正纷争的状态。

太阴病、少阴病、厥阴病,统称为三阴病,也称三阴证。

由三阳病(证)传入三阴病(证),总体上提示阳气已伤,由实热渐趋转为虚寒。太阴病(足太阴脾经)多为脾胃虚寒证(尚属中焦)。少阴病(足少阴肾经,有时也提及手少阴心经)多为心肾阳虚证(累及全身)。厥阴病(足厥阴肝经,厥阴为三阴之末)多为外感热病的极期阶

178

段,呈现厥逆胜负、虚实夹杂、寒热交错的征象。

一、太阳病

太阳病主症:恶寒或恶风、头痛、脉浮。
发热、恶寒、无汗、体痛、脉浮紧——表实证(伤寒)——腠理闭塞
发热恶风、有汗、脉浮缓——表虚证(中风)——营卫不和
治法方药:
辛温解表——麻黄汤
调和营卫——桂枝汤

说明:

太阳病是外感热病初起的证候,也就是八纲辨证中的表寒证。临床需注意舌苔和舌质,舌质淡,苔薄白而润的为表寒;舌质红,苔白而干的为表热。

注意表虚与表实的辨别:

表实——腠理闭塞,无汗而恶寒,体痛。

表虚——营卫不和,有汗而恶风。

腠理闭塞的病机,是指病邪侵犯人体的体表,阻塞于腠理,卫气不能外达于肌表,故无汗恶寒;卫气壅滞而发热,故治疗以发汗为主,因于寒邪,故用辛温,如麻黄汤。

营卫不和的病机,是指病邪虽然在表,但由于腠理未闭塞,营阴(汗)外泄,而邪气仍留恋于表,营气虚而表有邪,故称营卫不和。此时的治疗,关键不在于发表,而在于调和营卫,故多选用桂枝汤。方中桂枝温经散寒,白芍敛汗和营,两药配合则营卫和而表邪自解。

《伤寒论》太阳病,尚有太阳里证,即太阳蓄水证和太阳蓄血证。前者是指太阳之邪内传膀胱,具有水邪互结、气化失司的病理特征,主症为小便不利,少腹胀满(如方用五苓散等)。后者是指邪热随经内传,与血相结,瘀热结于下焦少腹,主症为小便自利,少腹急结,其人如狂(如方用桃核承气汤等)。

二、阳明病

阳明病主症:身热汗出,不恶寒反恶热,烦躁,口渴。
阳明经证——里热证——"四大":大热、大汗、大烦渴、脉洪大;
阳明腑证——里实证——痞、满、燥、实,多见腹满硬痛,便秘或谵狂。
治法方药:
辛寒泄热,清热保津——白虎汤
荡涤腑实,急下存阴——大承气汤

说明:

阳明病的主症是但热不恶寒反恶热,身热、烦躁、口渴,提示外邪已由表入里,由寒化热。

按《伤寒论》的有关条文内容,阳明病又可分为阳明经证与阳明腑证。

阳明经证,又称无形热盛,"四大"是其典型症状,提示里热尚未与燥屎互结,且里热有向外发散之势,故治疗可取因势利导,辛寒泄热,清热保津之法,白虎汤为其基本方。

阳明腑证,又称有形热结,提示邪热与燥屎互结而伤津。痞、满,是指症见腹部硬满,大便秘结;燥、实,是指症见舌苔焦燥,脉搏沉实。验之于临床,实际上包括西医学的许多急腹症:如急性胰腺炎、胆石症、阑尾炎、腹膜炎等,目前在我国中医界常用攻下法取得疗效,也即伤寒"急下存阴"法的临床应用,古代医家也有称其为"无粮之师,贵在速战",大承气汤为其代表方。

三、少阳病

少阳病主症:寒热往来,胸胁苦满,口苦,呕恶。

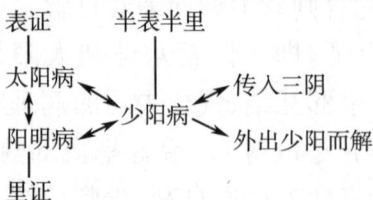

```
表证          半表半里

太阳病 ↘              ↗ 传入三阴
        → 少阳病 →
        ↗              ↘
阳明病                  外出少阳而解

里证
```

治法方药:
和解少阳,透邪清里,调畅气机,扶正祛邪——小柴胡汤

180

说明：

少阳病是半表半里证，是独立于太阳、阳明之外的一种证候。

少阳病的特点是：表里之间，寒热之间，虚实之间。

就发热类型而言，太阳主表，见发热恶寒；阳明主里，见但热不寒；少阳主半表半里，见寒热往来。胸胁苦满，口苦，呕恶等症的出现，与胆腑、胆经有热直接有关。

少阳病的治法是和解少阳，透邪清里，以小柴胡汤为基础方。

按《伤寒论》的有关条文内容，同为少阳病，有时还有偏于表、偏于里的区别：

偏于表（兼见头痛、身痛等症）——太阳、少阳合病——柴胡桂枝汤。

偏于里（兼见腹胀、便秘等症）——少阳、阳明合病——大柴胡汤。

四、太阴病

太阴病主症：腹满、时有腹痛，呕吐，腹泻，口不渴，脉缓弱。

实则阳明——里实证（肠腑热结）

虚则太阴——里虚寒（中焦虚寒）

治法方药：

温中散寒，扶正健脾——理中丸、附子理中汤。

说明：

太阴病可以出现在外感热病的传变过程中，其病机是外邪伤及脾阳。从临床实际看，太阴病实际上并不一定是外感热病。

实则阳明，虚则太阴，故甚至可以理解为太阴病是阳明的虚证。阳明病（腑证）与太阴病，实际上即是中焦实热与中焦虚寒的相对应的证候。

治疗太阴病，今天的临床多沿用理中丸（又称人参汤）、附子理中丸（汤）。

五、少阴病

> 少阴病主症:畏寒、倦卧、嗜睡、四肢厥冷,脉微细——里虚寒(少阴寒化)
>
> 心悸、不眠、咽干、口燥、舌红绛、脉虚数——虚热证(少阴热化)
>
> 治法方药:
>
> 回阳救逆——四逆汤
>
> 滋阴清热——黄连阿胶汤

说明:

病至少阴,心肾阳虚,故少阴寒化之证,为少阴病的本证。畏寒、倦卧、嗜睡、四肢厥冷,脉微细等症的出现,提示虚寒之势已不局限于中焦脾胃,而已发展至全身心肾阳虚。

病至少阴,累及心肾,也可热化(阴虚火旺)。因《伤寒论》尤重寒伤阳,故外感热病后期出现阴虚火旺,可视作少阴病的变证。

少阴寒化证治以回阳救逆,多用四逆汤。少阴热化证治以滋阴清热,多用黄连阿胶汤。

六、厥阴病

厥阴为六经之末。厥阴病是外感病发展传变至最后的阶段,大多由他经传变而来,既可由太阴、少阴传入,又可由三阳经内陷而致。临床证候主要表现为厥热胜复,在厥热交替过程中,容易出现虚实夹杂、寒热交错的证候。《伤寒论》论厥阴病主要讲了蛔厥。故有不少学者认为,《伤寒论》厥阴病篇有残缺遗漏。故这里从略。

> 六经辨证小结
>
> 六经辨证源于汉末张仲景的《伤寒论》,但它不限于外感热病,是临床辨证施治的基础。
>
> 六经辨证的基本规律是始于太阳,盛于阳明,危于少阴,夹杂于厥阴。
>
> 六经辨证是详于寒而略于温,回阳方多而救阴法少。这是临床应用时须切切注意的。

第二节 卫气营血辨证

卫气营血辨证是清代叶香岩(天士)首创的,他的用意是把外感热病整个病程分为卫、气、营、血四个层次、四个阶段,每一个阶段有它特定的证候与治则治法。

> 《温热论》说:"卫之后,方言气;营之后,方言血。在卫,汗之可也;到气,才可清气;入营,犹可透热转气;入血,就恐耗血动血,直须凉血散血。"

说明:

卫气营血辨证是六经辨证的发展;六经辨证是卫气营血辨证的基础。

卫气营血辨证的理论基础,是气与血、营与卫的生理、病理。

初病在气,久病入络(血),气滞可致血瘀,说明疾病的一般程序,即是先气后血,这一点我们在前面已经讲过了。

营行脉中,卫行脉外;营属阴,卫属阳,张仲景《伤寒论》中的太阳中风(桂枝汤证),也即是表虚证中所讲的营卫不和。这里叶氏将营卫、气血的生理病理进一步引用到外感热病的辨证中去,认为"肺主气属卫",温邪上受,首先犯肺,证属在表;"心主血属营",外感热病的后期,多见神昏、出血,故将其辨作营血之证。

卫分,相当于太阳表证,在伤寒为表寒证,在温病为表热证。

气分,相当于阳明、少阳的里证、半表半里证,温病学对此有颇多发展。

营分、血分,强调伤阴、动血、神昏等证候的证治情况。这一内容补充了伤寒六经辨证的不足。

> 寒温之别:
>
> 伤寒强调寒邪;温病强调热邪。
>
> 温病还强调风与热合——风热(温)

湿与热合——湿热（温）

风热（温）——首先犯肺，故以热、咳、烦、渴为必具之症。

湿热（温）——直趋中道，故以热势缠绵、胸闷、脘痞、泛恶、舌苔腻等为特点。

说明：

伤寒强调的是伤于寒邪，发为热病，故其病候传变多为表寒—里热—虚寒；温病强调的是，热病病因本是热邪，故其病候传变多为表热—里热—虚热。

温病学中，风热（温）病与湿热（温）病的临床表现、疾病传变等方面均有区别。从今天的临床看，前者多见于呼吸道感染性、传染性疾病，后者多见于消化道感染性、传染性疾病。至于营分、血分证的出现，又不局限于此，其所涉及的病证十分广泛。

一、卫分证

卫分证主症：发热、微恶风寒、无汗或少汗、舌边尖红、舌苔薄白而干、脉浮数。

常伴头痛、咳嗽、咽喉肿痛、口干微渴。

治法方药：

辛凉解表——解表＋清热

桑菊饮（疏风解表）、银翘散（清热解表）、藿朴夏苓汤（清热化湿解表）。

说明：

舌苔薄白，脉象见浮，说明病未入里而尚在卫分（表证）。舌苔薄白而干，舌边尖偏红，脉浮而数，表示表证偏热，即卫分证（表热证）。

发热恶寒并见，也提示卫表之证，即所谓"有一分恶寒，便有一分表证"。

临床辨证时，卫分证须与表寒证相鉴别。舌诊的诊察是鉴别的关键之一。若见舌苔薄白而润，舌质不红，则为表寒（太阳病）；若见舌苔薄白而干，舌质偏红，多为表热（卫分证）。

临床辨证时，对于卫分证，尚须辨别有无夹风（风温）、夹湿（湿温）

或夹食滞:

夹风——呼吸道症状,头面部症状。

夹湿——消化道等症状,四肢沉重。

夹食滞——伤食史,苔厚腻,嗳气酸腐。

临床辨证时,还须辨别是单纯卫分证,还是卫分未解而已入气分(卫气同病)。辨别方法将在"气分证"中详述。

卫分证的治疗以辛凉解表为大法。上述所列三方,各有侧重,临床可区别选用。

二、气分证

> 气分证主症:发热不恶寒——说明卫分证已解。
> 有汗热不解——说明其发热并不是由于卫气闭塞而引起的。
> 口中不和——说明病在气分,如口苦、口甜、口渴等。
> 舌苔厚、黄——说明病由表入里,邪在气分。
> 二便变化——说明病已入里。
> 脉数——说明病性属热。

说明:

温病中的气分证范围很广泛,临床表现多种多样。因为外感热病的热盛期,疾病的矛盾已较充分地暴露,所以有多种不同的表现。例如:大叶性肺炎的热盛期与肠伤寒的热盛期,其临床表现就不相同。在伤寒六经辨证中,大体上有"阳明经证"、"阳明腑证"、"少阳证"等区别,而在温病中,则又有所增加,故要注意辨别。但是,不论何种外感热病,是否已入气分,见以下标志。

> 辨气分证的注意点:
> 一是要注意有无表证;
> 二是要注意辨别入气分之深浅(气分初热,气分大热);
> 三是要注意辨别脏腑(肺胃热盛,热结胃肠);
> 四是要注意辨别夹风(风温——肺胃热盛)、夹湿(湿热留恋三焦)。

说明：

有无恶寒是辨别有无表证的重点，兼有表证时，需加用透表药；无表证时，可直清里热。

临床辨别气分证的深浅，即是区分气分初热，还是气分大热：

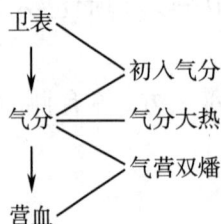

```
卫表 ─┐
      │
      ↓    ┌── 初入气分
      │    │
气分 ──┤────── 气分大热
      │    │
      ↓    └── 气营双燔
      │
营血 ─┘
```

同为气分证，其所影响的脏腑不同，临床表现也不尽一致。

```
胃（阳明）── 气分证必入于阳明
  │
  ├─ 肺 ── 肺胃热盛（风温）
  │
  ├─ 肠、脾 ── 湿热交阻于阳明、太阴（湿温）
  │
  └─ 胆 ── 湿热留恋三焦（湿温）
```

治法方药：

初入气分 ── 清热透邪 ── 栀子豉汤

气分大热 ── 清热保津，大清气热 ── 白虎汤

肺胃热盛 ── 清热宣肺 ── 麻杏甘石汤

　　　　　 清上泄下 ── 凉膈散

热结胃肠 ── 荡涤积热 ── 三承气汤、泻心汤

湿热交阻胃肠 ── 连朴饮

湿热留恋三焦 ── 开泄气机，化湿清热 ── 三仁汤、蒿芩清胆汤

说明：

上述治法方药，是综合了叶天士《温热论》和吴鞠通《温病条辨》等温病学著作所列出的。这些常用治法和代表方剂，在温病临床证治中十分常用。

三、营分证

> 营分证主症(即入营的指征):
> 舌质红绛——"其热传营,舌色必绛"。
> 身热、脉数——里热之象。
> 心烦、少寐、烦躁不安——热入心营,心神被扰。
> 红疹隐肌——或见之症,热迫营血。

说明:

舌质红绛是热入营分的必具之症,即《温热论》所谓的"其热传营,舌色必绛"。

临床辨别邪入营分,首先要注意辨别其病邪性质:

温热、风热——舌苔薄或无苔;

湿热、痰浊——舌苔厚浊,焦黑。

临床辨别营分证时,还须注意辨别入营之深浅:

初入营分——舌苔黄或黄白相兼,气分证未罢;

深入营分——舌无苔而干或焦糙,具有神志不清,迫血妄行症状(入血)。

> 治法方药:
> 清营解毒为营分证治疗的主法。
> 初入营分——透热转气——黑膏方
> 深入营分——清营凉血——清营汤
> 湿热陷入——配入苦寒燥湿(黄芩、黄连)
> 风热陷入——配入甘润清肺(沙参、麦冬)
> 热入心包——清热开窍(三宝)
> 引动肝风——凉肝息风(羚角钩藤汤)

说明:

三宝,是指至宝丹(重在凉开、镇痉)、紫雪丹(重在清热、息风)、安宫牛黄丸(重在清热、开窍、息风)。另有神犀丹,重在清热、解毒、开窍。

四、血分证

> 血分证主症：
>
> 耗血——舌干绛无苔及伤阴、脱液、虚风内动之象。
>
> 动血——斑疹、出血。
>
> 治法方药：
>
> 凉血解毒——犀角地黄汤
>
> 育阴养血息风——加减复脉汤

说明：

"入血就恐耗血动血"，所以血分证的主症，可分为耗血与动血两个方面。

伤阴脱液，是指血分证可见消瘦、睑色枯而白、皮肤干涩等症。这一类证候与今日临床所谓的恶病质相似。

虚风内动，是指病入血分，由于津液、精血严重耗伤，筋脉失养，从而出现手足蠕动、震颤、撮空理线、循衣摸床等症。

临床辨证时，血分证尚须通过舌象、脉象及其他症状，以辨别是正虚为主还是邪盛为主。

犀角地黄汤中的犀角，目前临床已不能应用，多用水牛角替代，但剂量须明显加大。

复脉汤即炙甘草汤。加减复脉汤，炙甘草汤中去掉人参。

《温病条辨》中尚有一甲、二甲、三甲复脉汤：

一甲复脉汤——去麻仁＋牡蛎。

二甲复脉汤——去麻仁＋牡蛎、鳖甲。

三甲复脉汤——去麻仁＋牡蛎、鳖甲、龟甲。

另有大定风珠，也为治疗血分证虚风内动所常用，该方由炙甘草汤去参、桂、姜、枣，加白芍、五味子、鸡子黄、三甲所组成。

五、心包证

心包证主症：

神志失常,包括谵语狂躁,言语失常,精神错乱,甚则完全昏迷。

外感热病过程中出现唇舌震颤,烦躁,嗜睡,常是热入心包的先兆。

治法方药：

开窍 { 温开——苏合香丸、玉枢丹
      凉开——安宫牛黄丸、至宝丹、神犀丹、紫雪丹

说明：

心包证的主症是热扰心神、心神失司(中医学中有"心包代心受邪"之说)。

临床辨治心包证时,尚须注意区别传入过程的不同。

逆传：卫分——→心包：舌苔多白腻,有表证,如流行性脑膜炎(治疗与透表相结合)。

顺传：气分 } 心包：舌绛无苔,无表证(治疗与清热凉血相结合)。
       营血

临床辨治心包证时,还应注意辨别热入心包与痰浊蒙闭心包的区别：

热入心包——热象明显,舌红绛少苔或无苔。

痰浊蒙蔽心包——热象不明显,舌苔厚腻。

心包证的治疗以开窍为大法。邪热陷入心包者,宜凉开(清热开窍)。痰浊蒙闭心包者,宜温开(化痰开窍)。

卫气营血辨证小结：

卫、气、营、血的传变规律

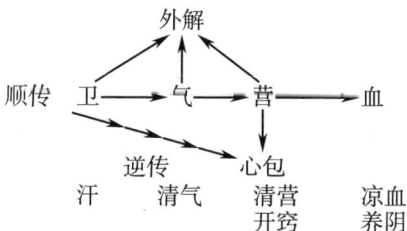

说明：

顺传，是指病变多从卫分开始，依次传入气分，或进一步深入营分、血分，体现了病邪由表入里、由浅入深、由实致虚的传变过程。具体来说，邪在卫分，病位最浅，持续时间较短，属表证。邪入营分，病情加重，病变多影响到脏腑的功能活动，但这一阶段正气尚未明显衰弱，若治疗及时得当，尚易驱邪外出，使疾病趋向于好转或痊愈。邪入营分、血分，不仅使营血耗伤，而且多见心神被扰，病情最为深重。临床上又多见卫气同病、卫营同病，或气营两燔，或气血两燔。

逆传，是指邪入卫分后，不经气分阶段而直接深入营分、血分，或径现心包证。实际上，逆传是温病传变中的一种特殊类型，强调其病情危急、重笃，需要紧急救治。

此外，温病的传变，由于病邪和机体反应的特殊性，也有发病之初不见卫分证，而径见气分证或营分证者，古代医家将这类疾病称为"伏气温病"。

190

32检